Jêune Intermittent Pour Les Femmes

Le guide ultime du débutantes - Le meilleur guide pour les débutantes sur la perte de poids rapide, la combustion des graisses - Des puissantes stratégies pour contrôler votre faim et vivre une vie plus saine!

Par *Jennifer Louissa*

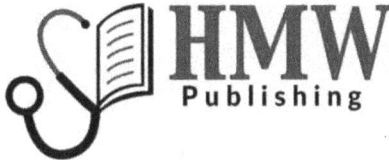

HMW Publishing

Pour plus de livres intéressants, visitez le site :

HMWPublishing.com

Obtenir un autre livre gratuitement

Je veux vous remercier d'avoir acheté ce livre et vous offrir un autre livre (aussi long et précieux que ce livre), "Health & Fitness Mistakes You Don't Know You're Making", entièrement gratuit.

Visitez le lien ci-dessous pour vous inscrire et le recevoir :
www.hmwpublishing.com/gift

Dans ce livre, je vais exposer les erreurs les plus courantes en matière de santé et de forme physique, que vous êtes probablement en train de commettre en ce moment, et je vais vous révéler comment vous pouvez facilement obtenir la meilleure forme de votre vie !

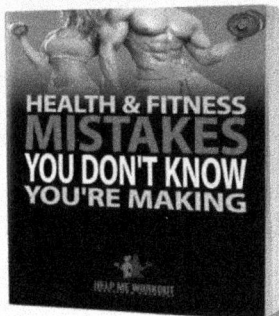

En plus de ce cadeau précieux, vous aurez aussi l'occasion d'obtenir nos nouveaux livres gratuitement, de participer à des concours et de recevoir d'autres courriels intéresants de ma part. Encore une fois, visitez le lien pour vous inscrire : www.hmwpublishing.com/gift

TABLE DES MATIERES

Introduction

Ce livre, *Jeûne intermittent pour femmes : Le Guide ultime du jeûne ingtermittent pour les femmes*, contient des renseignements utiles et pratiques qui vous aideront à commencer à jeûner de façon intermittente, spécialement adaptés à vos besoins féminins.

C'est vraiment très difficile pour les femmes, surtout pour celles qui sont occupées à jongler entre le travail et la famille, de se concentrer sur la perte de poids. C'est parce que la plupart des routines de régime proposées se fonde sur le compte des calories que vous mangez et c'est tout un tracas pour enregistrer et compter chaque portion de nourriture que vous mangez juste pour pouvoir être sûr que vous ne mangez pas au-delà de votre limite calorique.

Avec ce type de régime, la plupart des femmes finissent par abandonner parce qu'elles ne pouvaient tout simplement pas s'engager à trop de discipline. C'est là qu'intervient le jeûne intermittent. Avec ce type de régime, vous n'avez pas à vous soucier trop de ce que vous mangez parce que la méthode se concentre plus sur "Quand" vous mangez et non sur "Quoi" vous mangez. Le nombre de personnes qui ont trouvé le succès avec cette méthode est en augmentation et si vous voulez être l'une d'entre elles, alors ce livre vous aidera. C'est le but même de ce livre - donner aux femmes, comme vous, une source d'information sur la façon de commencer à jeûner de façon intermittente.

Les hommes et les femmes ont des besoins alimentaires différents. Les particularités du jeûne intermittent qui sont adaptées à un homme peuvent ne pas fonctionner aussi bien qu'elles le devraient chez les femmes. C'est là qu'intervient ce livre. Vous trouverez ici des informations utiles et pratiques qui vous aideront à commencer le jeûne intermittent qui est adapté aux spécifications des femmes comme vous.

Qu'est-ce que le jeûne intermittent ?

Il y a beaucoup de régimes à la mode et de tendances en matière de santé que les gens essaient de nos jours. Le choix le plus récent, peut-être le plus inhabituel mais efficace, est le jeûne intermittent. Alors, qu'est-ce qui distingue le jeûne intermittent des autres régimes alimentaires ? Eh bien, pour commencer, le jeûne intermittent n'est pas une question de "Quoi" mais une question de "Quand".

Le jeûne intermittent est plus une habitude alimentaire qu'un régime alimentaire. La perte de poids est seulement un des grands effets secondaires. Essentiellement, avec le jeûne intermittent, vous faites le cycle entre manger et jeûner. Il n'y a pas de limite ou de limite spécifique à ce que vous pouvez manger, mais plutôt, il est plus axé sur le moment où vous devriez manger. Il y a beaucoup de méthodes de jeûne intermittent, ces méthodes varient selon la durée du cycle de jeûne. Ces cycles divisent la semaine, ou la journée, en heures de repas et de jeûne. Pour les femmes, il est recommandé que le cycle entre l'alimentation et le jeûne ne soit pas trop rigide parce que le corps féminin est plus opposé aux changements que celui des hommes. Un cycle de jeûne de 14 heures et un cycle d'alimentation de 10 heures sont un bon début pour les femmes, tandis que les hommes peuvent commencer avec un cycle un peu plus long comme le 16/8.

Ce qui rend cette méthode intéressante, c'est qu'elle puise au cœur même des habitudes alimentaires humaines. Une personne ordinaire "jeûne" pendant son sommeil, ce qui signifie qu'elle ne mange pas. Le jeûne intermittent prolonge simplement la durée du jeûne. Il y a aussi des gens qui, en raison d'horaires chargés, sautent le petit déjeuner ou le déjeuner et grignotent des collations entre les repas. C'est déjà le jeûne. Par exemple, si vous sautez votre petit-déjeuner, mangez votre premier repas de la journée au déjeuner et le dîner comme dernier repas, vous renoncez déjà à 16 heures de repas et limitez votre consommation à une fenêtre de 8 heures. Ce type de saut de repas fait partie du protocole 16/8 du jeûne intermittent.

Vous voyez, les humains jeûnent depuis des années. Certains peuvent le faire pour la religion ou pour conserver une ressource limitée. Lorsqu'ils sont malades, les humains jeûnent instinctivement pour prévenir d'autres altérations. Le jeûne est un processus naturel que le corps connaît bien. Il y a juste quelques cas où le corps doit d'abord s'adapter, surtout si une personne n'est pas habituée à un jeûne prolongé. Mais une fois que le corps s'adapte, le jeûne devient plus facile.

À qui s'adresse le jeûne intermittent ?

Beaucoup de femmes ne cessent de demander si le jeûne intermittent est efficace. Et si oui, est-ce pour moi ? Puis-je jeûner de façon intermittente sans conséquences néfastes ?

Qui PEUT FAIRE un jeûne intermittent ?

Eh bien, en général, n'importe qui peut jeûner de façon intermittente, tant qu'ils sont en bonne santé. Si vous ne souffrez pas d'une maladie qui vous oblige à maintenir ou à soutenir une grande quantité de nutriments ou qui ne vous permet pas de subir de fluctuations de poids, alors le jeûne intermittent peut être quelque chose pour vous.

Cependant, une prudence et une supervision supplémentaires peuvent s'avérer nécessaires pour les personnes atteintes de diabète sucré (de type 1 et 2), qui prennent des médicaments sur ordonnance ou qui ont un taux élevé d'acide urique ou de goutte. Si vous souffrez ou si vous en êtes affecté actuellement, il est recommandé que vous consultiez d'abord votre médecin pour savoir si vous pouvez commencer à jeûner de façon intermittente.

Qui NE PEUT PAS FAIRE un jeûne intermittent ?

Même lorsque le jeûne intermittent s'adresse à tous ceux qui peuvent le faire, il y a encore certaines limites. Vous ne pouvez pas faire un jeûne intermittent si :

Vous avez une insuffisance pondérale.

L'insuffisance pondérale est l'une des raisons pour lesquelles vous ne devriez pas jeûner. Un IMC inférieur à 18,5 est généralement considéré comme une insuffisance pondérale tant chez les hommes que chez les femmes. Cependant, les hommes ont un pourcentage de graisse inférieur à celui des femmes, de sorte que 14 à 17 % du ratio de graisse est toujours considéré comme normal, alors qu'un ratio inférieur à ce pourcentage est considéré comme une insuffisance pondérale. Les femmes ont besoin d'environ 21 à 33 % de graisse pour atteindre le ratio de poids normal. Avec ce pourcentage légèrement supérieur à celui des hommes, si vous faites partie de la catégorie de l'insuffisance pondérale, perdre encore plus de poids ne fera qu'empirer les choses pour vous. Au lieu de cela, concentrez-vous plutôt sur l'augmentation de votre poids à la normale plutôt que de jeûner pour en perdre encore plus.

Vous êtes enceinte.

Si vous êtes enceinte, vous ne pouvez pas vous permettre de perdre ces nutriments parce que vous en aurez besoin pour subvenir à vos besoins et à ceux de votre enfant. Si vous avez vraiment l'intention de jeûner de façon intermittente, assurez-vous de le faire après l'accouchement et avec l'approbation de votre médecin.

Vous allaitez.

Lorsque vous allaitez ou allaitez encore votre enfant, vous ne pouvez pas jeûner de façon intermittente. Votre enfant a besoin d'autant de nutriments et de vitamines qui l'aideront à grandir et à se développer, et l'allaitement lui procure les nutriments dont il a besoin. Si vous jeûnez de façon intermittente pendant que vous allaitez votre bébé, cela peut affecter la qualité et la quantité des nutriments disponibles pour lui.

Vous avez moins de 18 ans.

Peu importe à quel point vous voulez perdre du poids pendant votre adolescence, le jeûne intermittent n'est pas recommandé pour vous. Vous avez besoin d'autant d'éléments nutritifs pour grandir et le jeûne intermittent en coupe. Cela peut entraver votre croissance. Attendez encore quelques années, ou du moins jusqu'à ce que vous ayez 18 ans, et consultez des adultes si vous voulez vraiment le faire.

Chapitre 1 : Comprendre le jeûne intermittent

Comme tous les régimes à la mode, le jeûne intermittent n'est pas à l'abri des doutes et des questions des experts en santé et des clients. Certains se demandent si les allégations concernant le jeûne intermittent ont un fondement scientifique ou s'il ne s'agit que de ouï-dire. Ces questions découlent du fait qu'on a commencé à rassembler des idées opposées sur la méthode. Même lorsqu'une méthode est apparue pour la première fois avec des origines soutenues par la science légitime, les détails deviennent exagérés au moment où elle atteint la popularité générale. C'est ce qui se passe actuellement avec le jeûne intermittent. Même lorsque l'idée est étayée par des preuves scientifiques, à cause du nombre croissant d'allégations injustifiées, le concept a fait l'objet de bons et de mauvais commentaires. Eh bien, ce livre aidera à dissiper les idées fausses.

La science derrière le jeûne intermittent

Le jeûne intermittent est basé sur l'idée que le jeûne aide à promouvoir une meilleure santé. Cette idée s'appuie sur de nombreuses études et preuves menées depuis des années. Selon ces études, le jeûne est reconnu pour améliorer le bien-être d'une personne, notamment en réduisant l'impact du stress, en améliorant la mémoire, en améliorant la santé cardiovasculaire et la perte de poids.

Mark Mattson, chercheur principal du National Institute on Aging des États-Unis sous l'égide du National

Institute of Health, a exploré les avantages du jeûne intermittent et a recueilli des preuves importantes à l'appui de cette affirmation. Les recherches menées visaient l'effet du jeûne intermittent sur les neurones et la santé du cerveau, la perte de poids et les marqueurs du stress. Les résultats de ces études montrent une amélioration significative dans les cas des participants. Ces résultats ont également été étayés par un nombre de plus en plus grand d'études portant sur le même sujet [1, 2, 3].

De plus en plus d'études sont menées pour renforcer les avantages du jeûne intermittent pour la santé humaine. Cependant, des précautions sont encore prises pour promouvoir les stratégies légitimes qui relèvent du système afin de s'assurer que ceux qui projettent de suivre la tendance finissent par suivre quelque chose d'authentique et pas seulement une mode inventée par ceux qui veulent entrer dans le train de la gloire.[1]

Comprendre les risques du jeûne intermittent

Il est important de noter que même si le jeûne intermittent est devenu bénéfique, il y a encore des risques que les femmes, comme vous, doivent considérer. Ces risques peuvent, ou non, vous venir à l'esprit au fur et

---

[1] Collier, R. (2013). Le jeûne intermittent : la science du jeûne sans.

[2] Barnosky, A. R., Hoddy, K. K., Unterman, T. G., et Varady, K. A. (2014). Intermittent fasting vs daily calorie restriction for type 2 diabetes prevention : a review of human findings. *Translational Research, 164*(4), 302-311.

[3] Rudman, D., Feller, A. G., Nagraj, H. S., Gergans, G. A., Lalitha, P. Y., Goldberg, A. F., ... & Mattson, D. E. (1990). Effets de l'hormone de croissance humaine chez les hommes de plus de 60 ans. *New England Journal of Medicine, 323*(1), 1-6.

à mesure que vous jeûnez, mais il n'est jamais mauvais de les considérer quand même. La connaissance de ces risques vous aidera à faire preuve de prudence lorsque vous jeûnez de façon intermittente.

1 Vous augmentez votre taux de cortisol.

Lorsque vous jeûnez de façon intermittente, vous incitez votre corps à se forcer d'utiliser la graisse comme principale source d'énergie. Cela induit du stress dans votre corps, et à mesure que le processus devient plus stressant, le niveau de l'hormone du stress, le cortisol, augmente également. Si cette élévation du cortisol persiste, elle peut entraîner des effets négatifs tels que la dégradation des muscles et une augmentation de la graisse.

2 La nourriture peut devenir une obsession malsaine.

Au début, lorsque vous commencez le jeûne intermittent, votre objectif principal est probablement de perdre du poids et d'améliorer votre santé générale. Cependant, au fur et à mesure que vous progressez dans votre jeûne, vous pourriez éventuellement développer une obsession malsaine pour la nourriture. Ne pas manger de la nourriture en soi, mais y penser. Lorsque vous voyez vos amis prendre leurs délicieux déjeuners ou petits déjeuners, votre faim finira par vous pousser à planifier des repas à prendre, qui vous permettront de rester rassasié et de ne pas renoncer au jeûne, ou même de penser à en sauter. Vous n'avez à que de la nourriture à cause de la faim, et vous ne remarquerez pas que vous avez déjà oublié ce dossier dont votre patron a besoin ou ce rendez-vous que vous devez fixer. Tout le reste devient secondaire quand la nourriture vous tire dessus.

3 Vous finirez peut-être par trop compter sur le café.

Le café est la boisson de choix pour ceux qui sont trop occupés pour se procurer de la bonne nourriture. Le café peut vous faire vivre pendant des heures sans manger. Cependant, pour ceux qui jeûnent, le café peut devenir une épée à double tranchant. Au fur et à mesure que vous buvez de plus en plus de café, vous pouvez obtenir un répit temporaire et un soutien pour continuer à jeûner. Cependant, au fur et à mesure que vous continuez cette routine, vous pouvez finir par développer une dépendance au café, et cela devient malsain. Trop de café peut perturber votre cycle de sommeil, ce qui peut causer de l'anxiété, voire une dépression. Pour ceux qui souffrent déjà de ces conditions, cela peut être une erreur fatale. Il peut également stimuler la production de cortisol, ce qui peut augmenter votre taux de sucre et développer une résistance à l'insuline.

4 Vous pouvez développer une intolérance alimentaire et un risque d'inflammation.

Votre corps est habitué à prendre des repas réguliers. Lorsque vous jeûnez, vous perturbez essentiellement la routine à laquelle votre corps a été habitué. Avec cette perturbation, votre corps devra s'adapter et, pendant cette transition, vous aurez des envies de nourriture. Pour satisfaire ces envies, vous finirez par manger plus. Vous ne vous contenterez pas d'une tranche de pizza ou d'une bouchée de beigne, mais vous finirez peut-être par manger davantage, et même des produits réactifs comme les aliments au gluten, les produits laitiers et plus. Cette attaque soudaine d'aliments réactifs peut entraîner une fuite intestinale, une intolérance alimentaire ou une inflammation.

5 Vous pouvez développer des troubles alimentaires.

Le plus grand risque que le jeûne intermittent peut entraîner est peut-être le développement de troubles de l'alimentation. Puisque le jeûne intermittent vous amènera à sauter des repas d'affilée, la prochaine fois que vous mangerez, vous risquez de faire une frénésie alimentaire lors de votre prochain repas. Ce modèle continu de manger et de ne pas manger peut se transformer en un trouble de l'alimentation comme la boulimie, l'anorexie mentale et d'autres troubles de l'alimentation. Pour ceux qui souffrent déjà de troubles de l'alimentation, cela peut être une erreur fatale.

Jeûne intermittent : Hommes VS Femmes

Les hommes et les femmes ont des réactions différentes lorsqu'il s'agit de modifier leur mode de vie, en particulier leurs habitudes alimentaires ou les régimes spécifiques. En général, les hommes ont une meilleure capacité d'adaptation à ces changements que les femmes, parce que les effets de ces changements prennent un certain temps à se faire sentir et qu'au moment où ils se font sentir, le corps s'est déjà adapté. Pour les femmes, les effets de ces changements varient. Certaines femmes peuvent vivre les changements provoqués par le jeûne intermittent avec rien d'autre qu'une légère sensation d'inconfort, habituellement pendant les deux premiers jours. Après ça, c'est comme si rien ne s'était passé et qu'il ne leur restait plus que les corps dont ils avaient rêvé. Cependant, il y en a aussi qui finissent avec plus de pertes que de gains. Certaines femmes ne peuvent pas facilement s'adapter au changement, alors elles finissent par développer des problèmes surrénaliens, des problèmes de grossesse, des problèmes hormonaux, et plus encore.

C'est la raison principale pour laquelle, en tant que femme, si vous voulez vous engager dans le jeûne, il est préférable de commencer par de courtes périodes d'abord et de travailler votre chemin jusqu'à construire lentement et progressivement votre corps. Jeûner pendant 12 heures et manger pendant 12 heures est un bon début. Vous pouvez augmenter le cycle à 14/10 après quelques semaines. Les hommes peuvent commencer avec le cycle 14/10 ou 16/8 et remonter de là puisque le corps masculin s'adapte plus rapidement aux changements soudains que le corps féminin.

Il est également recommandé, pour contrer les effets des repas sautés, que les repas pris pendant les heures de repas soient riches en nutriments et pas seulement un sachet de malbouffe. Quelques exemples sont l'eau, le café noir, les boissons non caloriques, la banane, les graines et les noix, les grains entiers, et plus encore. Manger ou boire ces gâteries pendant la période de jeûne vous aidera à réduire votre faim. Il est également fortement recommandé d'être prudent dans l'exécution de vos plans. Évitez le jeûne trop long, car il peut affecter l'équilibre hormonal et les aspects connexes.

Chapitre 2 : Effets positifs du jeûne intermittent

Le jeûne intermittent affecte de nombreux aspects du corps. Cependant, les principales cibles sont centrées sur l'équilibre hormonal, l'amélioration du métabolisme, la longévité, et plus encore. Ci-dessous se trouvent les 6 premiers bénéficiaires du jeûne intermittent :

Jeûne intermittent et hormones

Beaucoup de sceptiques ont remis en question l'impact du jeûne intermittent sur l'équilibre hormonal. Certains s'attardent sur l'impact négatif du jeûne sur l'équilibre hormonal des femmes, tandis que d'autres se concentrent davantage sur les effets curatifs et équilibrants de la méthode.

Il est intéressant de noter que le jeûne affecte davantage les hormones féminines que les hormones masculines. La recherche a découvert que lorsqu'il est fait correctement, le jeûne peut stimuler la kisspeptine, protéine utilisée pour la communication entre les neurones, du corps qui est essentielle dans le maintien de la GnRH. Le jeûne est également connu pour augmenter la sécrétion de l'hormone de croissance qui peut faire des merveilles pour les muscles, les tissus, et plus.

Jeûne intermittent et résistance à l'insuline

Il est important de noter que le jeûne intermittent est un programme d'exercice physique complet. Un autre avantage qu'il peut apporter est son impact sur l'abaissement des niveaux d'insuline ainsi que sur la résistance à l'insuline. Parfois, des problèmes surviennent lorsque l'organisme ne répond pas à l'insuline produite, ce qui entraîne une résistance à l'insuline.

L'insuline est libérée par le pancréas et circule dans le sang. Les cellules du corps lisent le signal de l'insuline pour utiliser le sucre dans le sang. En cas de résistance à l'insuline, l'organisme refusera de lire le signal émis par l'insuline et conduira à l'accumulation de sucre dans le sang, résultant en diabète. Le jeûne peut aider à gérer la quantité de sucre dans le sang en stimulant la production d'insuline et la sensibilité de l'organisme aux protéines, minimisant ainsi la possibilité de développer une résistance à l'insuline.

Jeûne intermittent et meilleur métabolisme

La recherche a révélé que le jeûne intermittent est en effet bénéfique pour le métabolisme d'une personne. Le jeûne intermittent aide à brûler les graisses dans le corps sans compromettre la masse maigre. La plupart des régimes à la mode favorisent la combustion des graisses pour perdre du poids. Cependant, en même temps que le processus, la masse corporelle maigre est également perdue.

Le jeûne intermittent assure qu'il y a le moins de masse corporelle maigre possible qui est perdue pendant la conversion des graisses pour être plus actif sur le plan métabolique et mieux brûler plus de calories.

Jeûne intermittent et longévité

Pendant des siècles, les gens ont étudié différentes méthodes pour augmenter la durée de vie. Beaucoup de vitamines et d'autres suppléments ont été créés afin d'augmenter la vitalité des cellules pour aider le corps à durer plus longtemps. Les gens se sont tellement concentrés sur les médicaments et la médication qu'ils négligent d'envisager le moyen très simple et moins coûteux d'augmenter la longévité par le jeûne intermittent.

Selon des études récentes, le jeûne intermittent peut, en fait, augmenter la durée de vie d'une personne. Le jeûne intermittent altère les activités des réseaux mitochondriaux au sein des cellules, ce qui peut ralentir le vieillissement cellulaire et augmenter leur durée de vie. Par le jeûne, ces réseaux mitochondriaux sont soumis à un régime alimentaire restreint qui favorise l'homéostasie. Pour adapter la restriction, les cellules augmentent la plasticité des parties fondues et fragmentées du réseau. En préservant l'homéostasie de ces réseaux, la longévité et la santé des cellules seront accrues.

Jeûne intermittent et peau plus saine

Dans le monde d'aujourd'hui, les femmes sont souvent excitées quand il y a de nouvelles tendances qui peuvent leur donner une peau d'apparence plus jeune et plus saine. En effet, une peau saine et éclatante reflète souvent sa jeunesse et sa beauté.

Le jeûne intermittent peut vous aider à améliorer la santé de votre peau. Quand vous donnez à votre corps une pause pour se détendre de digérer la nourriture et de se détoxifier, il empêche réellement les boutons et l'acné d'éclater. Le jeûne peut aider le corps à se concentrer sur le nettoyage plutôt que sur la digestion et la transformation des aliments. Grâce au nettoyage, les cellules mortes sont éliminées et la production de nouvelles cellules est stimulée, vous donnant une peau plus fraîche et plus jeune.

Jeûne intermittent et perte de poids

Essentiellement, lorsque vous jeûnez, vous consommez en fait moins de calories que d'habitude. Puisque le corps reçoit moins de calories, il utilisera la graisse stockée dans votre corps comme source d'énergie. Comme votre corps brûle cette graisse pour l'énergie, vous finirez par perdre du poids.

Le jeûne intermittent aide à augmenter le niveau de HGH dans votre corps ainsi que l'insuline. L'hormone de croissance humaine (HGH) aide à augmenter la capacité de votre corps à brûler les graisses pour mieux exploiter l'énergie de vos graisses stockées.

C'est également vrai pour l'insuline. Le jeûne peut aider à contrôler le taux d'insuline dans votre sang. L'insuline aide votre corps à perdre l'excès de graisse et à l'empêcher de revenir. Lorsque vous mangez des aliments contenant des glucides transformés comme des pâtes, du pain, du riz et d'autres aliments semblables, votre taux d'insuline grimpe soudainement en flèche, puis redescend. Pour faire face à ces changements soudains, votre corps conservera les aliments que vous mangez sous forme de gras au lieu de les utiliser comme source d'énergie. Le jeûne élimine ce problème.

Chapitre 3 : Méthodes de jeûne intermittent pour les femmes

Jeûne intermittent pour les femmes : Résultats escomptés

Les femmes qui jeûnent de façon intermittente peuvent ressentir différents bienfaits et résultats. En effet, bien que le jeûne intermittent offre plusieurs avantages, cdela dépend toujours de la façon dont l'organisme accepte le changement et de la façon dont la personne s'y prend pour jeûner de façon intermittente. Cependant, si vous le faites correctement, voici quelques-uns des résultats du jeûne intermittent auxquels vous pouvez vous attendre :

1 Meilleur métabolisme.

Quand vous faites le jeûne intermittent correctement, l'un des grands résultats auxquels vous pouvez vous attendre est un meilleur métabolisme. Cependant, il est important de noter que le jeûne peut être un joker lorsqu'il s'agit d'augmenter ou de ralentir le métabolisme. Si vous sautez des repas trop longtemps, votre corps s'adaptera à la faim prolongée en ralentissant votre métabolisme. Mais, si vous jeûnez pendant de courtes périodes seulement, comme avec le jeûne intermittent, votre corps s'adaptera en augmentant votre métabolisme.

2 Perte de quelques kilos.

Le jeûne peut entraîner une perte de poids importante s'il est effectué correctement. Soyez cependant juste prudent en ne visant que la perte de poids exclusivement avec le jeûne intermittent. Si votre objectif principal de jeûne est de perdre du poids et que vous vous retrouvez sur un plateau de poids après la période de jeûne, vous vous préparez à la déception. Ainsi, au lieu de viser à perdre du poids, visez à améliorer votre bien-être général. Au fur et à mesure que vous progressez vers une meilleure santé, la perte de poids deviendra plus facile pour vous.

3 Peau rosée et en meilleure santé.

Un autre résultat que vous pouvez vous attendre d'un jeûne intermittent est une peau plus saine. Le jeûne intermittent aide votre corps à se nettoyer lui-même. Un des meilleurs effets secondaires est que vos cellules mortes sont nettoyées, laissant derrière elles des cellules plus jeunes et plus saines pour votre peau. Avec une peau plus saine, vous pouvez éviter l'acné et les boutons.

4 Réduction du risque de diabète.

La diminution des risques de développer le diabète est un autre résultat que l'on peut attendre du jeûne. Lorsque vous jeûnez, vous diminuez la quantité de calories que vous prenez. Étant donné que la plupart des calories que vous consommez proviennent de la transformation de sucres et de glucides, une consommation régulière de ces aliments peut augmenter votre risque de développer le diabète. Cependant, en réduisant votre consommation de ces aliments, vous réduisez les risques de diabète.

5 Diminution du risque de maladies cardiovasculaires.

Lorsque vous perdez du poids à cause d'un jeûne intermittent, cela signifie que votre corps a brûlé l'excès de graisse qui était stocké dans vos artères, vos cellules, etc. Ces graisses sont les principales raisons pour lesquelles vous pouvez être à risque de développer des maladies cardiovasculaires. Cependant, avec leur disparition, vos chances de développer de telles maladies diminuent considérablement.

Bien que le jeûne intermittent soit un concept répandu, il existe encore quelques variations dans la façon dont les gens l'appliquent dans leur vie quotidienne. Ces variations s'articulent autour de plusieurs facteurs, principalement la variation du temps de jeûne et du temps de repas. Certaines des méthodes les plus populaires aujourd'hui sont :

La méthode Crescendo

Par rapport aux hommes, les femmes sont plus sensibles aux fluctuations de la faim. Par conséquent, le jeûne d'une semaine entière sans interruption est généralement déconseillé. Répondre au besoin tout en étant capable d'appliquer un jeûne intermittent est l'objectif principal du jeûne crescendo.

Comme l'une des méthodes les plus populaires du groupe, le jeûne crescendo se fait en choisissant des jours non consécutifs de la semaine comme jours de jeûne et les autres jours non consécutifs comme jours de repas normaux. Les heures de jeûne sont également comprises entre 12 et 16 heures et pas plus.

Essentiellement, avec un crescendo, vous pouvez choisir deux ou trois jours non consécutifs à jeûner pendant 12 à 16 heures. Les jours d'intervalle restants, vous mangerez normalement. Par exemple, vous choisissez de jeûner tous les mardis, jeudis et samedis pendant 14 heures. Vous pouvez arrêter de manger à 18 h et reprendre une routine alimentaire régulière à 8 h. L'autre moitié de la journée, vous reprenez votre routine alimentaire normale.

Quand vous jeûnez avec le crescendo, vous jeûnez pendant des périodes plus courtes qui vous aideront toujours à perdre ces calories supplémentaires. De plus, vous n'avez pas à vous inquiéter d'un changement soudain d'habitudes alimentaires qui affecte vos hormones et cause des changements défavorables.

La méthode 16/8

Comme son nom l'indique, la méthode 16/8 implique un cycle de jeûne de 16 heures à 8 heures. Cela signifie que vous réservez 16 heures de votre journée comme temps de jeûne et que vous limiterez votre temps de repas à 8 heures. Par exemple, vous pouvez jeûner à partir de 18 h le lundi et manger votre premier repas à 10 h le mardi.

Les heures peuvent être longues, mais dans la fenêtre de jeûne de 16 heures, vous pouvez consommer du thé, du café noir, de l'eau gazeuse, des sodas diètes et d'autres boissons similaires. Après ce jeûne, vous pouvez consommer tout ce que vous voulez pendant votre temps de nutrition de 8 heures.

Cependant, il est important de noter que la méthode 16/8 n'est pas un jeûne progressif, contrairement au crescendo. Vous pouvez donc le faire tous les jours de la semaine. Bien qu'elle puisse potentiellement vous donner des résultats plus visibles lorsqu'il s'agit de perdre du poids, il y a aussi un risque plus élevé que votre corps ne soit pas capable de s'adapter rapidement, ce qui peut affecter vos hormones, retarder vos règles, etc.

Ce type de régime alimentaire peut également être plus difficile à maintenir et nécessite un engagement, c'est pourquoi il est surtout recommandé pour les personnes qui sont habituées à sauter des repas pendant de longues périodes. Ce sont surtout des femmes qui sont tellement occupées au travail, rentrant généralement trop tard, qu'elles renoncent à manger pour dormir. Le corps a déjà été habitué à la routine et s'est adapté ce qui rend la méthode 16/8 pas si farfelue.

Le régime 5/2

Certaines personnes ne sont pas très enthousiastes à l'idée de regarder les heures où elles sont censées arrêter de manger et quand elles devraient recommencer à manger. Certains sont plus familières avec les jours. Par conséquent, les personnes qui entrent dans la piscine de jeûne intermittente plongent directement dans le modèle de régime 5/2.

Dans le régime 5/2, au lieu de faire attention aux heures, vous faites attention aux jours. Dans cette méthode, vous avez 5 jours de la semaine où vous mangez normalement. Les deux jours restants, vous jeûnez. Cependant, cela ne veut pas dire que lorsque vous jeûnez de nos jours, vous ne mangez rien. Non, tout simplement, vous mangez environ le quart de ce que vous mangez habituellement. Il est conseillé aux femmes de ne pas manger plus de 500 calories et aux hommes de 600 calories pendant toute la journée. Par conséquent, il est conseillé de prendre des légumes, des poissons, des œufs, et d'autres aliments avec la plus grande capacité de satiété, mais avec le minimum de calories.

Il est également recommandé de choisir des jours de jeûne non consécutifs, ce qui signifie que vous pouvez manger normalement les lundis, mardis, jeudis et vendredis, et jeûner le mercredi et le samedi. C'est pour donner à votre corps une pause entre manger et jeûner.

Dans cette méthode, vous n'aurez pas à vous soucier des heures où vous ne mangez pas. Pensez juste à manger moins les jours de jeûne que vous avez choisis et vous serez prêt à partir. Vous perdez des calories supplémentaires tout en n'arrêtant pas votre régime alimentaire, il vous suffit de l'atténuer de quelques crans.

Le protocole de 24 heures

Essentiellement, comme le nom de la méthode l'indique, si vous décidez d'appliquer cette méthode, vous passerez 24 heures complètes à jeun. Cette méthode est également connue sous le nom de méthode manger-jeûner-manger. Cette méthode de jeûne intermittent consiste à jeûner un ou deux jours par semaine pendant 24 heures. Il se peut que vous preniez votre dernier repas à 20 h le mardi et que vous remplissiez votre estomac le reste du temps avec du café noir, de l'eau ou du thé. Vous mangez donc votre prochain repas le mercredi à 20h. Vous pouvez ensuite le répéter le samedi soir comme dernier repas et le dimanche soir pour prendre votre premier repas après le jeûne.

Certaines personnes prennent un repas copieux au début de leur jeûne de 24 heures et terminent leur jeûne par une simple collation. Il n'y a vraiment aucune spécification sur la façon dont vous commencez ou terminez votre jeûne de 24 heures. L'important ici, c'est que vous atteigniez les 24 heures. Rappelez-vous simplement que dans les 24 heures qui suivent l'arrêt du repas, vous aurez faim et que pendant cette période, vous devriez vous engager à boire des boissons sans calorie, l'eau est la meilleure solution. Vous pouvez également boire 2-3 tasses de thé ou de café noir.

Cette méthode n'est pas recommandée pour les personnes qui ne peuvent pas survivre une journée sans nourriture solide. Il est également conseillé de commencer votre jeûne de 24 heures pendant vos heures d'occupation, comme le déjeuner de travail ou les heures de travail, où vous ne pouvez pas vraiment penser à la nourriture parce que vous êtes occupé à travailler.

Le jeûne du jour alternatif

La méthode du jeûne du jour alternatif est aussi populairement connue sous le nom de régime jour-Plus-jour-Moins, et comme son nom l'indique, cela signifie que vous alternez entre le jeûne et la nourriture. Les jours où vous mangez normalement sont vos jours Plus tandis que les jours où vous jeûnez sont vos jours Moins. Vos jours "plus" peuvent être le premier, le troisième, le cinquième et le septième jour ou la semaine, tandis que vos jours "moins" peuvent être le deuxième, le quatrième et le sixième jour. Pendant vos journées Plus, vous mangez normalement sans changer vos repas. Mais les jours Moins, vous ne pouvez manger qu'un quart ou moins de ce que vous mangez normalement.

Cependant, il y a aussi ceux qui font un jeûne complet les jours Moins, ce qui signifie qu'il n'y a pas de repas du tout, seulement de l'eau, du thé ou du café noir. Maintenant, bien que celle-ci soit faisable, elle n'est pas conseillée pour les femmes qui débutent encore le jeûne intermittent. En effet, le fait de ne pas manger pendant trois jours de la semaine peut avoir des répercussions sur la santé, surtout sur les hormones sensibles.

Par conséquent, si vous souhaitez essayer cette méthode de jeûne, il est préférable de continuer à prendre vos repas les jours de jeûne. Assurez-vous simplement de rester en dessous de 400 ou 500 calories.

Le régime du guerrier

Le concept de la Diète du guerrier peut être retracé aux régimes alimentaires des guerriers. Les guerriers d'antan passaient la majeure partie de la journée à s'entraîner. Ils ne peuvent manger et se reposer qu'après l'entraînement, la nuit. L'entraînement dure en général 20 heures et les 4 heures restantes sont consacrées au repos et à l'alimentation.

Appliquée aujourd'hui, cette méthode met l'accent sur la sous-alimentation et la promotion de l'alimentation nocturne. Manger se fait la nuit parce que cela explore la nature des gens en tant que mangeurs nocturnes. Cependant, cela ne signifie pas que pendant les 20 heures de jeûne, vous n'êtes pas autorisé à consommer quoi que ce soit. Vous pouvez manger des fruits frais, des légumes et des boissons non caloriques. Ces repas à jeun ont pour but de maximiser la réponse "combat ou fuite" du système nerveux pour stimuler l'énergie, améliorer le métabolisme et favoriser la vigilance pendant la journée.

Lorsque le jeûne se termine, il est conseillé, pour le repas lourd que vous mangerez dans la fenêtre de 4 heures de nourriture, de manger en priorité des légumes, des protéines et des graisses. Si vous n'êtes toujours pas assez rassasié après le repas, c'est la seule fois où vous pouvez manger des glucides. Cette alimentation limitée aidera à stimuler la digestion, à détendre et à calmer le corps et à le guérir des activités fatigantes de la journée.

Le saut de repas spontané

Si vous êtes de ceux qui n'ont pas envie de suivre une routine, alors les autres méthodes ne sont peut-être pas pour vous. Cependant, cela ne signifie pas que vous ne pouvez pas jeûner de façon intermittente. Vous n'avez pas vraiment besoin de suivre un cycle fixe de jeûne pour jeûner de façon intermittente. En sautant simplement quelques repas de temps en temps, vous continuez à jeûner.

S'il n'est pas aussi intensif que les autres méthodes, le saut de repas spontané peut quand même donner de bons résultats. Si vous n'êtes pas vraiment prêt à prendre le petit déjeuner n'importe quel jour, vous pouvez sauter ce repas et manger un repas sain pour le déjeuner et le dîner. L'avantage du saut spontané, c'est que vous jeûnez quand vous le voulez. C'est bon pour ceux qui sont beaucoup trop occupés au travail et qu'ils oublient involontairement de manger. Si vous êtes trop occupé pour déjeuner à cause du travail, sautez. Si vous n'avez pas vraiment faim, alors vous n'avez pas vraiment de raison de manger, à moins de suivre une routine médicale stricte.

Vous pouvez même choisir de sauter deux repas par jour, habituellement le déjeuner et le dîner, surtout si vous avez un horaire très chargé pour la journée. Assurez-vous d'en manger un bon pour votre prochain repas.

Quelle que soit la méthode de jeûne intermittent qui vous convient, assurez-vous simplement que c'est celle qui vous conviendra le mieux. Il n'est pas recommandé de sauter sur n'importe quelle méthode sans y penser, et consultez même des experts si un soutien supplémentaire est nécessaire. Rappelez-vous qu'avant d'entreprendre un régime de jeûne intermittent, votre santé et votre bien-être général doivent toujours passer en premier.

Chapitre 4 : Le jeûne intermittent et la conscience corporelle

Il est important que, pour les femmes comme vous, le jeûne intermittent ne soit pas pratiqué de façon brusque et capricieuse. Si vous décidez de jeûner de façon intermittente, vous devez être sûre de votre volonté de vous engager et d'être prête à faire face aux changements, bons et mauvais. C'est la raison même pour laquelle vous devez d'abord apprendre et considérer vos objectifs personnels, vos buts, votre état physique et d'autres facteurs importants.

L'écoute du corps et de ses besoins

Certaines femmes qui s'adonnent au jeûne intermittent le font au hasard. Elles le font pour atteindre leur objectif, principalement pour perdre du poids. Elles le font malgré les cris et les signes avant-coureurs de leur corps, ce qui ne devrait pas être le cas. N'oubliez pas avant de décider de vous adonner à toute activité qui pourrait avoir un effet important sur votre corps, de toujours donner la priorité à votre santé. Quel est l'intérêt d'obtenir un corps de plage parfait quand on finit par souffrir continuellement ? Alors, pensez toujours à votre santé d'abord.

Maintenant, il y a beaucoup de choses dont votre corps a besoin que vous devez accomplir tout en étant capable de jeûner de façon intermittente. Voici les principales préoccupations :

1 Ne négligez pas votre alimentation.

Lorsque vous jeûnez de façon intermittente, il est évident que vous éliminerez certaines calories. Cependant, cela ne signifie pas pour autant que vous réduisez également votre apport nutritionnel. Il existe de nombreuses façons d'augmenter la perte de calories en mangeant des repas sains contenant des légumes, des fruits, des viandes maigres et des boissons non caloriques sur vos repas. Ne sacrifiez pas la nutrition pour perdre du poids. Vous perdrez quand même ces calories supplémentaires sans avoir à réduire vos valeurs nutritives nécessaires.

2 Facilitez-vous la tâche en vous familiarisant avec la méthode.

En tant que femme, votre corps réagit différemment aux changements par rapport aux hommes. Par conséquent, il est important que lorsque vous jeûnez de façon intermittente, surtout si c'est votre première fois, vous fassiez les choses graduellement. Ne pas s'engager dans un jeûne complet immédiatement comme le régime du guerrier ou le protocole de 24 heures. Vous pourrez les essayer quand vous aurez le coup de main. Il est préférable de commencer par les méthodes les plus douces comme la méthode Crescendo, la méthode 16/8 ou le régime 5/2. Si ces méthodes sont encore trop brusques pour vous, vous n'avez qu'à opter pour le saut de repas spontané de base.

3 Restez hydratée.

Votre corps a besoin d'eau pour fonctionner correctement. Il est important que, pendant que vous jeûnez de façon intermittente, vous restiez toujours hydraté. Vous pouvez boire de l'eau, du thé, du café noir et d'autres boissons non caloriques. Ces types de boissons vous permettront de rester bien hydratée sans compromettre vos plans de jeûne intermittents.

Jeûne intermittent : Suivre ou comprendre

L'un des principaux problèmes des femmes qui s'engagent dans le jeûne intermittent est que celles qui sont complètement nouvelles à la tendance finissent juste par suivre les étapes sans comprendre complètement la méthode entière. Cela entraîne de nombreuses conséquences tout au long du processus. Par conséquent, il est très important de ne pas simplement suivre n'importe quel processus de jeûne intermittent que vous pourriez vouloir essayer, mais de comprendre comment faire le jeûne intermittent correctement.

Lorsque vous pratiquez le jeûne intermittent, vous devez comprendre l'ensemble du processus pour être en mesure d'identifier les parties de la méthode qui ne fonctionnent pas pour vous. Par exemple, vous voulez essayer le protocole de 24 heures parce qu'une amie l'a fait et vous pensez qu'il vous donnera la réduction la plus rapide dont vous avez besoin pour obtenir votre corps de rêve pour le bikini. Cependant, vous n'avez jamais essayé un jeûne pour la même durée ou même la moitié du temps auparavant. Lorsque vous essayez la méthode, vous finirez peut-être par vous infliger de la douleur plutôt que de l'aide.

Cela nous ramène à l'importance de comprendre d'abord les besoins de votre corps. Avant de vous engager dans une méthode de jeûne intermittent, vous devez bien comprendre ce que vous devez et ne devez pas faire, et ce que vous devez et ne devez pas avoir. Une compréhension claire de ce que vous voulez réaliser, de la façon dont vous atteindrez ces objectifs et des éléments à prendre en considération avant de commencer, vous aidera à atténuer les difficultés du processus. Cela rendra votre vie infiniment plus facile et plus saine.

Donc, encore une fois, rappelez-vous que vous n'avez pas à suivre chaque pas et chaque tendance dans le jeûne intermittent à la lettre. Ce qui est important ici, c'est que vous compreniez parfaitement les risques, les avantages et les façons dont vous pouvez vous aider à vous adapter aisément au changement.

Chapitre 5 : Vos choix alimentaires et le jeûne intermittent

L'un des plus gros problèmes au sujet du jeûne intermittent est de ne pas savoir quels aliments vous pouvez manger tout au long de la phase, et ceux dont vous devez vous éloigner complètement. En tant que femme, il faut parfois beaucoup d'engagement et de discipline pour rester loin de son aliment réconfortant préféré, surtout quand il est rempli de toutes ces bonnes calories. Il est également assez difficile d'identifier les aliments qui sont assez faciles à consommer, ceux qui sont nécessaires à la consommation et ceux qu'il faut éviter complètement lorsqu'on jeûne de façon intermittente. C'est pourquoi le présent chapitre répondra à cette préoccupation particulière.

La nourriture bonne à manger

En plus de respecter vos heures de jeûne, il est également important de manger les bons aliments pendant vos heures de repas. Même s'il n'y a aucune restriction quant à ce que vous pouvez manger sur votre fenêtre de nutrition, il vaut encore mieux suivre certaines restrictions nécessaires. Par exemple, vous jeûnez pendant 14 heures, puis vous mangez des hamburgers, des frites, des bières et tous ces aliments riches en glucides pendant votre période de 10 heures. Imaginez, le jeûne fonctionnera-t-il vraiment de cette façon ? Non, c'est vrai ! C'est parce que, pour obtenir le meilleur résultat possible pour vous lorsque vous jeûnez de façon intermittente, il est toujours préférable de manger des aliments qui vont réellement augmenter les effets et non pas les entraver.

Alors, quels aliments et boissons devriez-vous consommer pendant votre période de repas ? Eh bien, voici le top 10 :

1 Eau

Il est très important que lorsque vous jeûnez de façon intermittente, vous vous teniez toujours hydratée. Pour ce faire, il faut boire beaucoup d'eau. Vous pouvez boire d'autres boissons non caloriques. Cependant, l'eau est toujours la meilleure. Il garde vos organes en bonne santé et vous garde bien hydratée. Si vous ne pouvez pas supporter de boire de l'eau pure tout au long de l'épreuve, vous pouvez y presser du jus de citron pour lui donner un peu de coup de fouet. N'oubliez pas non plus les signes importants de déshydratation. Lorsque votre urine devient jaune foncé, cela signifie que vous êtes déshydratée. Plus la couleur de l'urine est pâle, meilleure est votre santé, vous devez donc boire beaucoup d'eau.

2 Grains entiers

Manger beaucoup de glucides est une grande violation de tout le concept du jeûne intermittent. Cependant, cela ne signifie pas que vous devriez les éviter complètement. Vous pouvez toujours profiter de quelques glucides en consommant des grains entiers. Ces grains sont riches en fibres et en protéines. Cela signifie que même en mangeant de petites portions, vous serez quand même rassasié, ce qui diminuera votre envie de manger. Des études montrent également que les grains entiers peuvent augmenter votre métabolisme, ce qui est très précieux à jeun.

3 Avocats

L'avocat est connu pour être un fruit riche en calories. Cependant, comme la plupart des graisses de l'avocat sont monoinsaturées, elles donnent une plus grande satiété. De nombreuses études montrent que l'ajout d'avocats dans votre repas pendant le jeûne vous permettra de rester rassasiée plus longtemps que lorsque vous mangez ces fruits délicieux. Vous n'avez pas non plus besoin de manger tout le fruit pour être rassasiée. Tout ce dont vous avez besoin est la moitié de la portion mélangée à votre repas, et vous pouvez passer de longues heures sans avoir faim.

4 Poisson

Si vous avez l'intention de jeûner, il est important d'inclure du poisson dans votre prochain repas. C'est parce qu'il est connu pour être riche en protéines et en graisses saines. Il y a aussi des quantités élevées de vitamines, en particulier la vitamine D. Puisque votre but par le jeûne est d'absorber moins de nourriture que d'habitude, pourquoi ne pas en choisir une qui contient une valeur nutritionnelle élevée ? Il s'ajoute également à la bonne affaire que le poisson peut aider à améliorer votre santé mentale sans nuire à vos objectifs corporels.

5 Aliments riches en fibres

Que vous suiviez un régime, un régime strict de jeûne ou toute autre tendance alimentaire, il est assez courant d'entendre des publicités à gauche et à droite qui poussent les gens à manger des aliments riches en fibres. C'est parce que les aliments riches en fibres comme les choux de Bruxelles, le brocoli, le chou-fleur, et autres aident à stabiliser vos intestins. Ces aliments vous aident à éviter la constipation tout au long de votre voyage de jeûne et ils vous aident également à rester repu pendant de plus longues heures, ce qui est essentiel si vous voulez éviter les excès de nourriture après votre période de jeûne.

6 Haricots et légumineuses

La restriction des glucides n'est pas vraiment aussi stricte si vous prévoyez de jeûner de façon intermittente. Cependant, comme les femmes peuvent prendre beaucoup de poids lorsqu'on introduit beaucoup de glucides dans la routine, il est préférable de s'en tenir à des quantités limitées. L'un des meilleurs aliments à manger pour obtenir encore des glucides, mais à faible quantité, sont les haricots comme les pois chiches, les lentilles et autres légumineuses. Les haricots et les légumineuses sont également connus pour être excellents pour stimuler la perte de poids, même si vous n'êtes pas folle de ces calories.

7 Œufs

Les œufs sont un aliment de base très connu de certains voyageurs. C'est parce que les œufs contiennent beaucoup de protéines et prennent moins de temps à cuire que, disons, le riz et d'autres aliments qui conviennent pendant de longues heures sans manger. Parce qu'ils contiennent beaucoup de protéines, environ 6 grammes pour les gros, vous aurez moins faim quand vous mangerez des œufs et vous pourrez tenir plus longtemps sans nourriture. Cette nature même des œufs en fait un aliment idéal pour le jeûne intermittent.

8 Noix

Si vous avez faim pendant que vous jeûnez, pourquoi ne pas manger des noix ? Bien qu'elles contiennent plus de calories que les autres collations que vous pouvez manger, les noix sont riches en gras polyinsaturés qui sont excellents pour atténuer vos envies de manger et donnent plus de satiété. Les noix et les amandes en sont de bons exemples. Chaque fois que vous sentez que votre repas n'est pas suffisant pour vous faire durer plus longtemps, au lieu d'empiler plus de nourriture, pourquoi ne pas manger des noix, des amandes, des noisettes, ou d'autres noix à la place ?

9 Baies

Les smoothies sont très fréquents chez les personnes qui suivent un régime alimentaire, et le jeûne intermittent n'est pas différent. Les smoothies sont généralement faits à partir de fruits et de légumes. Certains des ingrédients les plus populaires sont les baies comme les fraises, les bleuets et les canneberges. Les baies sont pleines de vitamine C qui est vitale pour votre système immunitaire. Une tasse de baies jetée sur votre smoothie ou mangée crue accumule plus de 100 pour cent de la valeur quotidienne requise. Les baies sont également riches en flavonoïdes dont on sait qu'ils ralentissent la prise de poids, comme l'ont montré des études.

10 Aliments riches en probiotiques

Votre estomac a de minuscules habitants naturels qui sont dérangés lorsque l'équilibre est modifié. Lorsque vous jeûnez de façon intermittente, vous pouvez vous attendre à ce que votre routine alimentaire diverge de ce à quoi vous êtes habitué. Cela perturbe l'équilibre de votre estomac, ce qui, à son tour, perturbe également ces petites créatures causant une irritation qui peut mener à la constipation, entre autres effets secondaires. Pour contrer ces effets, il est recommandé d'utiliser des probiotiques. Les aliments riches en probiotiques comme le yogourt, le kraut, le kombucha, les cornichons, le kimchi, le miso, le kéfir et autres devraient être un aliment de base dans vos repas à jeun.

Aliments à éviter

S'il y a des aliments "a-must" dans votre menu, il y a aussi des aliments "a-must" à éviter. Ces aliments incontournables peuvent entraver et atténuer les effets du jeûne. C'est la raison pour laquelle si vous pouvez vous abstenir de les ajouter à vos repas, alors faites-le ; mais si vous ne pouvez pas les éviter, consommez-les en petites quantités seulement et autant que possible, en consommant deux ou plusieurs d'entre eux ensemble.

Voici donc les 10 principaux aliments que vous pouvez certainement éliminer dans vos repas :

1 Riz blanc

Les glucides sont votre plus grand ennemi lorsque vous jeûnez. Par conséquent, se livrer au riz tout en le faisant est à ne pas faire. En effet, le riz, en particulier la variété blanche, contient de grandes quantités d'amidon, et l'amidon est le milieu de stockage des glucides. Lorsque vous mangez du riz blanc pour votre repas juste après votre jeûne, cela causera des effets indésirables comme la léthargie ou la somnolence. Le riz blanc se conserve aussi facilement sous forme de graisse, ce qui favorise la prise de poids.

2 Aliments frits

Les aliments frits font également partie des aliments que vous devez éviter juste après le jeûne. C'est parce que les aliments frits sont remplis de graisses saturées et d'autres graisses en excès. Habituellement, lorsque vous prenez votre premier repas après la période de jeûne, il est fort possible que vous fassiez des excès de nourriture. Si vous faites une frénésie d'aliments frits, vous accumulerez plus de gras dans votre corps, ce qui entraînera un gain de poids. Cela va à l'encontre du but du jeûne.

3 Boissons gazeuses

Les boissons gazeuses ont une teneur élevée en sucre. Beaucoup de sucre dans votre repas juste après le jeûne ne fera que vous rendre léthargique et moins actif. Les boissons gazeuses choqueront également votre estomac par l'attaque soudaine du sucre qui peut mener à la constipation, la flatulence, et d'autres problèmes possibles. Si vous avez soif en mangeant, buvez plutôt de l'eau froide ou du thé.

4 Café

Bien qu'il soit parfois conseillé de boire du café pendant que vous jeûnez pour contrôler votre faim, il y a d'autres inconvénients pour lui aussi. Consommer du café sans nourriture pendant le jeûne ne fera qu'augmenter l'acidité de l'intestin, ce qui vous rendra malade. Si vous aimez boire une tasse ou deux de café, assurez-vous de ne boire que du café noir sans sucre, crème ou lait ajouté, car ce sera plus facile pour l'estomac, et de toujours manger quelque chose avec.

5 Aliments gras

Il n'est pas recommandé de consommer des aliments trop gras juste après ou pendant le jeûne. C'est parce que ces aliments ne feront qu'ajouter à la graisse stockée dans votre corps, ce qui entraînera plus de calories, quelque chose que vous devriez brûler en premier lieu. Si vous avez vraiment besoin de matières grasses en vous pour vous satisfaire pendant que vous jeûnez, pourquoi ne pas plutôt vous régaler de fruits comme des noix ?

6 Sucre raffiné

La consommation de produits mélangés à des sucres raffinés peut nuire aux effets du jeûne. Chaque fois que vous avez faim juste après un jeûne, il est recommandé d'éviter de manger immédiatement des aliments sucrés comme les bagels, la crème glacée, le chocolat et autres desserts. C'est parce que même lorsque vous jeûnez, votre corps sera en mesure d'utiliser tous ces sucres dans le temps, certains d'entre eux ne seront pas stockés en excès de graisse, ce qui contribuera à la prise de poids.

7 Farine blanche

La farine blanche est aussi un must à éviter à jeun. C'est parce que la farine blanche a déjà été traitée et débarrassée des fibres essentielles qui peuvent aider à améliorer l'état de vos intestins. Les produits à base de farine blanche, comme le pain, ne sont rien d'autre que des calories vides. Ils n'ont plus les nutriments essentiels qui sont importants pour votre santé. Au lieu de manger des aliments faits de farine blanche comme le pain ordinaire, les céréales, les craquelins, optez plutôt pour les grains entiers. Il existe des variétés de pain et de craquelins de grains entiers disponibles sur le marché pour satisfaire vos besoins.

8 Aliments en conserve

Les aliments en conserve ou les aliments qui ont été préemballés sur les marchés vendus aux États-Unis contiennent des agents de conservation et des ingrédients artificiels qui ne sont pas bons pour votre corps. Même pendant que vous ne jeûnez pas, il est toujours préférable d'opter pour l'agriculture biologique. Au lieu de manger des tomates provenant d'une boîte, essayez de prendre le temps d'acheter des produits frais. Ces conserves ne satisferont que momentanément votre appétit et vous donneront immédiatement faim.

9 Aliments salés

Consommer des produits salés juste après avoir passé des heures sans nourriture ne peut que vous causer des problèmes. Les aliments salés peuvent augmenter votre tension artérielle et vous rendre malade. Elle peut aussi causer des maux d'estomac à cause de l'assaut soudain du sel dans l'intestin. Par conséquent, autant que possible, évitez de manger des aliments salés lorsque vous jeûnez. Si cela n'est vraiment pas possible, buvez toujours d'abord de l'eau et mangez seulement de petites portions à la fois.

10 Produits laitiers

Les produits laitiers sont une si grande tentation juste après un jeûne. Cependant, n'oubliez pas que votre estomac est plutôt sensible après avoir dormi pendant des heures pendant votre jeûne et qu'il se peut que vous ne puissiez pas ingérer immédiatement des aliments à forte teneur en calories. Par conséquent, il est important de ne pas consommer immédiatement des aliments riches en calories, car ils ne feront que du mal à l'estomac, ce qui causera de la constipation et des maux d'estomac. Le lait et les autres produits laitiers sont pleins de calories, alors autant que possible, évitez d'en manger pendant que vous jeûnez de façon intermittente.

Il est important de rester vigilant et conscient des aliments que vous mangez lorsque vous jeûnez de façon intermittente. En effet, si vous ne surveillez pas attentivement ce que vous mangez, vous risquez de faire dérailler vos progrès. Au lieu de perdre ces calories supplémentaires, vous pourriez finir par gagner plus que ce que vous perdez, ce qui est le contraire de ce que le jeûne devrait être.

Comment planifier les repas : Jeûne intermittent pour débutantes

Le moment de planifier vos repas est un aspect essentiel du jeûne intermittent. Pour les femmes, il est important que vous planifiiez vos repas de façon stratégique afin d'éviter autant que possible les changements dans votre corps qui peuvent affecter l'équilibre hormonal de votre corps. Si vous n'êtes pas certaine de la marche à suivre, il est toujours recommandé de consulter d'abord votre médecin.

Quoi qu'il en soit, si vous avez déjà pris votre décision et êtes impatiente de commencer votre voyage de jeûne intermittent, voici un détail d'un simple horaire de repas que vous pouvez suivre. Le plan de repas est divisé en trois : débutante, intermédiaire, intermédiaire, intermédiaire supérieure et avancée.

1 Plan d'accès débutantes

Si vous êtes une débutante du jeûne intermittent, il est important de garder les choses simples et faciles. Pour commencer, vous pouvez avoir une fenêtre de jeûne à des heures qui vous conviennent mieux. Vous pouvez commencer votre jeûne de 18h à 8h le lendemain matin et votre repas de 8h à 18h. Cela vous donnera 14 heures de jeûne et 10 heures de repas. Un tel horaire vous aidera à vous adapter graduellement aux longues heures où vous ne mangez pas tout en ne manquant pas trois repas par jour. Vous pouvez même grignoter quelques petites collations avec vos repas.

Vous pouvez suivre cet horaire :

8:00 - Petit déjeuner

12:00 - Déjeuner

14 h 30 - Collations

18 h 00 - Dîner

Vous pouvez choisir de le faire tous les jours, mais en tant que débutante, il est recommandé de le faire modérément, donc le faire pendant 2-3 jours par semaine peut un bon début. Ne sautez pas immédiatement dans la mêlée. Faites d'abord en sorte que votre corps s'adapte aux changements.

2 Plan intermédiaire

Si vous n'êtes pas une vraie débutante du jeûne intermittent mais que vous hésitez encore à y aller pendant de longues heures, alors le plan intermédiaire est pour vous. Avec cet horaire, vous pouvez avoir 16 heures de jeûne et 8 heures de repas. Vous pouvez aussi l'augmenter un peu en jeûnant pendant 18 heures et en mangeant pendant 6 heures. Vous avez de plus longues heures de jeûne, mais pas trop longues, qui choqueraient votre corps immédiatement. Vous ne devez également vous engager dans ce type de plan que si vous avez déjà essayé le jeûne intermittent.

Pour le plan 16-8, vous pouvez suivre cet horaire :

10:00 - Collations / Petit repas

12:00 - Déjeuner

14 :30 - Collation

18 :00 - Dîner

Pour le régime 18-6, vous pouvez suivre cet horaire :

12:00 - Déjeuner

14 :30 - Collation

91

18 :00 - Dîner

C'est à vous de décider si vous prévoyez le faire tous les jours ou certains jours de la semaine seulement. Si vous n'êtes pas tout à fait sûre de ce qu'il faut faire, vous pouvez suivre ce plan alimentaire 2-3, voire 4, jours par semaine. De cette façon, vous avez des jours où vous pouvez manger normalement et des jours où vous pouvez jeûner. Même si vous jeûnez tous les jours, il y a encore des jours où vous réduisez votre consommation de calories. C'est encore une énorme réduction de votre apport calorique habituel par semaine.

3 Plan intermédiaire supérieur

Si vous vous sentez plus à l'aise avec le jeûne intermittent, vous pouvez aller plus loin avec le plan intermédiaire supérieur. Dans ce plan, vous pouvez choisir deux jours non consécutifs de la semaine pour ne rien manger et consommer des liquides seulement. Les 5 jours restants, vous pouvez manger des repas normaux.

Voici un exemple de plan pour les 2 jours où vous jeûnerez pendant 24 heures :

mardi

19 :00 - Dernier repas avec de l'eau

mercredi

7 :00 - Pas de repas, buvez de l'eau potable ou du thé

12:00 - Pas de repas, buvez de l'eau potable ou du thé

15 :00 - Pas de repas, buvez de l'eau potable ou du thé

19:00 – Fin du jeûne, mangez un petit dîner avec beaucoup de glucides biologiques comme des grains entiers, de bonnes protéines de haricots et de légumineuses ou de la viande maigre, et de l'eau.

Répétez cet horaire le vendredi ou le samedi.

Ne suivez ce plan que si vous êtes sûre de pouvoir tenir 24 heures sans nourriture solide. Si vous pensez que vous ne pouvez pas le faire ou si votre médecin vous le déconseille, ne le faites pas. Donnez toujours la priorité à votre santé plutôt qu'à la perte de poids ou à tout autre objectif que vous pourriez avoir pour le jeûne.

4 Plan avancé

Dans cet horaire, vous alternerez les jours de jeûne. La répartition dans le temps est la même pour le plan intermédiaire avancé. La seule différence est qu'avec l'autre plan, vous n'aurez que 2 jours non consécutifs sans manger de nourriture. Sur ce plan, vous vous passerez de manger un jour sur deux.

Par exemple, le jour 1, vous jeûnez 24 heures sur 24, puis vous mangez des repas normaux le jour 2. Le jour 3 est un autre jour de jeûne, tandis que le jour 4 est votre journée normale de repas. Le jour 5 et le jour 6 suivent le même schéma. Le jour 7 peut aussi être une journée normale de repas pour se donner un répit du jeûne.

Pour les jours où vous mangez normalement, consommez de la viande, des fruits et des légumes propres, des graisses saines provenant des haricots et d'autres aliments sains. Évitez de consommer des calories vides qui peuvent perturber l'ensemble du processus.

Ne vous engagez dans ce type d'horaire que si vous jeûnez de façon intermittente depuis un certain temps et que vous voulez aller plus loin. Si vous n'avez jamais essayé de vous passer de nourriture pendant des jours par semaine, alors ce n'est pas recommandé pour vous. Quel que soit votre désespoir pour réaliser ce corps pour le bikini, cela ne vaut pas la peine si vous finissez par vous effondrer. C'est le plan le plus intense, que tout le monde ne peut pas faire en toute sécurité, mais lorsqu'il est fait correctement et en toute sécurité, cela donne des résultats étonnants.

Chapitre 6 : Exemples de recettes pour le jeûne intermittent

Décider quoi manger pendant le jeûne intermittent peut être très difficile, c'est pourquoi ce chapitre est consacré à vous fournir quelques bonnes recettes à essayer pour vos repas.

Petit déjeuner

Pour le petit déjeuner, l'idée est de garder vos repas simples mais pleins de nutriments. Voici trois recettes que vous pouvez essayer :

1 Toast garni de graines de chia, beurre d'arachide et banane

Cette torsade des toasts classiques de pain grillé au beurre d'arachide et à la gelée est un excellent mélange pour le petit déjeuner que vous pouvez essayer avec seulement 210 calories à brûler.

Ingrédients :

2 tranches de pain de blé entier

1 cuil. à soupe de beurre d'arachide

½ banane, tranchée

½ c. à soupe de graines de chia

Préparation :

1.   Griller les tranches de pain, puis étaler le beurre d'arachide sur les deux tranches.

2.   Garnir chacune de banane tranchée, puis arroser de graines de chia.

3.   Vous pouvez également ajouter une pincée de cannelle pour ajouter du goût.

2 Toast aux œufs et à l'avocat

Voici une autre recette de pain grillé que vous aimerez sûrement. Faire griller une tranche de pain de blé entier, puis garnir d'une purée d'avocat et d'un œuf côté soleil. Il contient environ 275 calories.

Ingrédients :

1 tranche de pain de blé entier

1 once (30 g) d'avocat

1 œuf

sel et poivre

Préparation :

1.   Faire d'abord griller le pain et réserver.

2.   Écraser l'avocat dans un bol. Saler et poivrer au goût et réserver.

3.   Sur une poêle, arrosez d'un filet d'huile et faites frire l'œuf, côté soleil vers le haut, à votre goût.

4.   Étendre la purée d'avocat sur le pain grillé et recouvrir de l'œuf côté soleil.

5.   Saler et poivrer. Vous pouvez également ajouter de la sauce piquante ou du ketchup de tomate ordinaire.

3 Smoothie au yogourt, à la banane et aux baies

Si vous ne mangez pas d'aliments solides au petit déjeuner, ce smoothie au yogourt et aux baies est une excellente alternative. C'est l'idéal pour les matins où vous êtes pressé et n'avez pas assez de temps pour préparer les repas. Vous pouvez même le prémélanger la veille au soir et le placer au congélateur pour un petit déjeuner prêt à servir avant d'aller au travail. L'utilisation d'eau donne environ 190 calories. Si vous ajoutez du lait faible en gras au lieu de l'eau, cela augmente à environ 250 calories.

Ingrédients :

1 tasse de yogourt grec

1 banane mûre (moyenne), coupée en morceaux

1 tasse d'eau ou de lait faible en gras

1 tasse de baies mélangées (fraises, bleuets, canneberges)

Préparation :

1. Mettre tous les ingrédients dans un mélangeur et mélanger jusqu'à consistance lisse.

2. Verser sur un grand verre et servir.

Déjeuner

Voici trois idées de lunch faciles à préparer que vous pouvez savourer. L'idée pour les repas du midi est qu'ils soient pleins de protéines, de vitamines et de minéraux, sans en faire trop.

1 Haricots noirs et burrito à l'avocat

Cette recette simple de burrito est un excellent choix de repas pour le déjeuner sur le pouce. Les haricots sont d'excellentes sources de fibres et l'avocat est riche en gras monoinsaturés. Ce repas contient 365 calories

Ingrédients :

1 enveloppe de burrito de blé entier

¼ tasse de haricots noirs

2 ou 3 tranches d'avocats

¼ tasse d'oignons tranchés (facultatif)

Sauce piquante (facultatif)

Préparation :

1.   Dans une poêle, faire griller le burrito de blé entier jusqu'à ce qu'il soit croustillant. Réserver.

2.   Faire frire les haricots noirs à la poêle ou les cuire au micro-ondes.

3.   Couper l'avocat en tranches épaisses ½ Vous pouvez utiliser 2 tranches ou plus.

4.   Prends l'enveloppe de burrito. Garnir avec les haricots noirs et recouvrir d'avocats tranchés. Vous pouvez aussi ajouter des oignons tranchés et un filet de sauce piquante pour plus de piquant.

2 Sandwich au poulet et fromage

Si vous devez absolument manger de la viande au déjeuner, essayez cette recette de sandwich au poulet et au fromage. Ce total à environ 395 calories.

Ingrédients :

2 tranches de pain de blé entier

½ tranche de poitrine de poulet

1 feuille de laitue

1 tranche de fromage suisse

2 cuil. à soupe de mayonnaise faible en gras

2 tranches de tomates

Préparation :

1. Griller la poitrine de poulet jusqu'à la cuisson désirée.

2. Étendre la mayonnaise sur les deux tranches de pain de blé entier.

3. Déposer la feuille de laitue sur l'une des tranches.

4. Déposer le poulet grillé sur la laitue.

5. Garnir de fromage suisse et de tomates tranchées.

3 Salade du jardin et mélange de pâtes

Si vous aimez les pâtes et les salades, cette recette est parfaite pour vous. L'élément clé de ce plat est d'utiliser des pâtes à grains entiers plutôt que des pâtes ordinaires. Il contient environ 400 calories.

Ingrédients :

1 paquet de pâtes à grains entiers

1 tasse de poitrine de poulet émiettée

½ tasse de fromage parmesan

½ tasse carottes (tranchées finement)

½ tasse de poivron vert

¼ tasse de céleri haché

1 tasse de tomates cerises

½ tasse d'oignons verts (hachés)

¾ tasse de mayonnaise faible en gras

2 cuil. à soupe de jus de citron

Préparation :

1. Cuire les pâtes dans de l'eau bouillante jusqu'à ce qu'elles soient al dente. Rincer, égoutter et réserver.

2. Faire frire la poitrine de poulet à la poêle et la râper.

3. Mélanger les pâtes, la poitrine de poulet, les carottes, le poivron, le céleri, les tomates et les oignons.

4. Ajouter la mayonnaise et le jus de citron. Bien mélanger.

5. Réfrigérer avant de servir.

Collations

Manger quelque chose entre les repas est toujours possible, même pendant un jeûne. Assurez-vous simplement de garder vos collations simples et peu caloriques. Voici trois excellentes recettes :

1 Frites de carottes et parmesan

Les frites sont l'une des collations classiques qui existent. Cependant, ce sont des chose dont vous pouvez vous passer en jeûnant. Cela ne veut pas dire que vous ne pouvez pas manger quelque chose de semblable. Remplacer les pommes de terre par des carottes tranchées. Cette simple collation ne représente qu'environ 85 calories.

Ingrédients :

3 grosses carottes

¼ tasse de fromage parmesan râpé

3 c. à table d'huile d'olive

½ c. à thé de sel

¼ c. à thé de poivre

1 c. à thé de poudre d'ail

¼ tasse de mayonnaise

2 c. à thé de jus de citron

Préparation :

1.   Préchauffer le four à 400 degrés Fahrenheit (205°c).

2.   Eplucher et couper les carottes en frites.

3.   Dans un bol, mélanger l'huile d'olive, la poudre d'ail, le sel, le poivre et le parmesan. Réserver un peu de poudre d'ail, du sel et du poivre pour la trempette.

4.   Ajouter les carottes au mélange et bien mélanger.

5.   Cuire les carottes enrobées pendant 15 à 20 minutes ou jusqu'à ce qu'elles deviennent tendres et

légèrement croquantes. N'oubliez pas de retourner les carottes à mi-cuisson.

6.   Dans un autre récipient, mélanger la mayonnaise, le jus de citron, la poudre d'ail, le sel et le poivre pour faire la trempette.

7.   Une fois les frites de carottes cuites et refroidies, servir avec la trempette.

2 Enveloppe de verdure

Si vous aimez les légumes, cette collation est un excellent choix. Vous pouvez le prendre sur le pouce ou le manger sur une assiette. Ce repas est un excellent mélange de recettes d'environ 115 calories.

Ingrédients

1 grande feuille de laitue

¼ tasse d'houmous

½ tasse de carottes tranchées finement

½ tasse de concombre tranché finement (en lanières)

¼ tasse de poivron vert

½ tasse de tomates cerises

2 ou 3 tranches d'avocat

Préparation :

1. Étendre la feuille de laitue sur une surface plane.

2.   Étendre l'houmous sur la feuille en laissant un bord libre de 2 pouces.

3.   Garnir la feuille avec les carottes, le concombre, le poivron, les tomates et l'avocat. Veillez à laisser de l'espace sur les côtés pour le pliage.

4.   Pliez les côtés de la feuille vers le centre et roulez loin de vous, comme un burrito.

5.   Enveloppez dans une pellicule plastique et réfrigérez avant de servir.

3 Muffin à la banane fourré au Nutella

Pouvez-vous imaginer manger un muffin avec du Nutella comme collation lorsque vous jeûnez de façon intermittente ? C'est impossible, n'est-ce pas ? Eh bien, plus maintenant. Vous faites facilement ce dessert sans avoir à vous soucier des calories avec seulement 185 calories à brûler.

Ingrédients :

1 ¼ tasse de farine de blé entier

2 cuillères à soupe de protéine en poudre

½ tasse de yogourt grec sans gras

1 c. à table de graines de lin moulues

1/8 c. à thé de sel

2 gros œufs

2 c. à thé de levure chimique

¼ tasse de lait écrémé

2 bananes mûres écrasées

1 c. à table d'extrait de vanille

¼ tasse Nutella

Préparation :

1. Préchauffer le four à 350 degrés Fahrenheit (190°c).

2. Vaporiser l'huile de cuisson ou l'huile d'olive sur un moule à muffins de 12 tasses.

3. Dans un bol, mélanger la farine de blé entier, la poudre de protéines, la levure chimique, les graines de lin et le sel.

4. Dans un autre bol, mélanger les œufs, les bananes, le yogourt, le lait écrémé et l'extrait de vanille.

5. Bien mélanger les ingrédients secs et humides.

6. Verser le mélange dans les moules à muffins à mi-chemin, puis ajouter une cuillère à café de Nutella. Remplir le reste de la pâte.

7. Cuire au four de 18 à 20 minutes ou jusqu'à cuisson suffisante, testée à l'aide d'un cure-dent.

8. Laisser refroidir et servir.

Souper

Le dîner est le dernier repas de la journée. La plupart des gens sautent cette étape parce qu'ils pensent que les repas du souper sont habituellement riches en calories. Cependant, n'oubliez pas que le dîner est aussi important que tous les autres repas. En fait, si vous faites un jeûne de 24 heures, le dîner est le repas le plus important de la journée. Voici trois idées de repas que vous pouvez essayer :

1 Poivrons farcis

Ce dîner est très simple. Sans aucune céréale avec la même satisfaction, le tout avec seulement 180 calories par combo de poivrons.

Ingrédients :

3 poivrons

3 gros œufs

3 tasses de chou frisé haché

2 tomates moyennes hachées

½ c. à thé de sel

½ c. à thé de poivre

1 c. à thé de thym

1 c. à thé de poudre d'ail

Préparation :

1.   Préchauffer le four à 400 degrés Fahrenheit
(205°c).

2.   Couper le dessus des poivrons, enlever les graines
et les côtes sans casser les poivrons. Vous pouvez utiliser
la cloche de votre choix.

3.   Mettre les poivrons dans un moule à muffins.

4.   Faire sauter le chou frisé, les tomates et la partie
supérieure du poivron à feu moyen pendant 5 minutes ou
jusqu'à ce que le chou frisé soit fané. Saler au goût.

5.   Dans un autre bol, mélanger les œufs, le thym et la

poudre d'ail. Saler et poivrer au goût.

6.   Farcir les poivrons avec les légumes et le mélange

d'œufs. Faites attention de ne pas trop remplir. Ensuite,

cuire au four pendant 30 minutes.

2 Saumon rôti épicé et chou-fleur

Le poisson est un excellent choix pour le souper. Vous pouvez savourer cette recette pour votre dîner avec seulement 270 calories.

Ingrédients :

4 filets de saumon (1 pouce d'épaisseur)

1 c. à table d'huile d'olive

1 c. à thé de cumin moulu

¾ c. à thé de sel casher

1/8 c. à thé de poivre noir moulu

4 tasses de fleurons de chou-fleur

¼ tasse de coriandre hachée

¼ tasse de raisins secs dorés

1 c. à table de jus de citron

½ c. à thé de coriandre moulue

1/8 c. à thé de piment de la Jamaïque moulu

Préparation :

1. Préchauffer le four à 450 degrés Fahrenheit (230°c).

2. Dans un grand bol, mélanger l'huile d'olive, ½ c. à thé de cumin, ¼ c. à thé de sel casher, poivre noir et les fleurons de chou-fleur. Bien mélanger.

3. Cuire les bouquets de choux-fleurs au four de 18 à 20 minutes ou jusqu'à ce qu'ils soient tendres et dorés.

4. Une fois cuit, mélanger les fleurons avec la coriandre, le jus de citron et les raisins secs. Bien mélanger et réserver.

5. Réduire la température du four à 400 degrés (205°c).

6. Dans un autre bol, mélanger le piment de la Jamaïque, l'autre ½ c. à thé de cumin et le reste ½ c. à thé de sel casher.

7. Frotter le mélange d'épices sur les filets de saumon.

8. Cuire les filets au four à 400 degrés (205°c) pendant 10 à 15 minutes ou jusqu'à ce qu'ils soient cuits.

9. Servir les fleurons et le saumon ensemble. Ajouter quelques quartiers de citron pour un coup de pied facultatif.

3 Porc classique aux légumes

Si vous aimez le porc, cette recette est un classique. Elle contient environ 458 calories, ce qui vous donne de la satisfaction sans compromettre votre programme de jeûne.

Ingrédients :

2 lb de filet de porc

2 c. à table de romarin haché

3 gousses d'ail hachées finement

1 c. à thé de poivre noir moulu

1 1/8 c. à thé de sel

4 c. à table d'huile d'olive

4 tasses de fleurons de chou-fleur

4 grosses carottes hachées

2 gros oignons verts tranchés

2 c. à thé de moutarde de Dijon

1 ½ c. à thé sirop d'érable

Préparation :

1.   Préchauffer le four à 400 degrés Fahrenheit (205°c).

2.   Dans un bol, mélanger le romarin, l'ail, le sel et le poivre. Frotter le mélange sur les filets.

3.   Saisir le filet de tous les côtés dans une poêle à feu moyen pendant 8 à 10 minutes. Transférer ensuite au four et cuire pendant environ 1 heure.

4.   Dans un petit bol, mélanger la moutarde de Dijon, l'huile d'olive et le sirop d'érable. Ajouter les fleurons de chou-fleur, les oignons et les carottes. Saler et poivrer. Assurez-vous de bien mélanger le mélange de légumes et de le faire rôtir jusqu'à ce qu'il soit cuit.

5.   Transférer le porc sur une planche à découper, couvrir de papier d'aluminium et laisser reposer pendant 15 minutes. Trancher le porc et servir avec les légumes rôtis.

Chapitre 7 : Exercice et jeûne intermittent

La valeur de l'exercice

Certaines femmes pensent que puisqu'elles jeûnent de façon intermittente, elles n'ont pas besoin de déployer plus d'efforts pour faire de l'exercice puisqu'elles perdent déjà l'excès de calories en jeûnant. Elles semblent oublier que l'exercice est beaucoup plus qu'une simple perte de calories. L'exercice est une forme de maintien du bon fonctionnement et de l'état de votre corps. Il aidera à stimuler votre métabolisme et à brûler les glucides et les graisses sous forme d'énergie. En plus de cela, l'exercice revitalise également vos cellules, vous donnant une peau d'apparence plus jeune et gardant votre esprit actif et en santé.

Cependant, la grande question maintenant est de savoir si vous pouvez ou non faire de l'exercice tout en jeûnant de façon intermittente. Eh bien, vous le pouvez toujours. En fait, lorsque vous faites de l'exercice pendant que vous jeûnez, vous brûlez plus de graisses que lorsque vous mangez normalement. C'est parce que lorsque vous mangez normalement, votre corps brûlera d'abord tous les glucides et les calories comme source d'énergie. Lorsque vous réduisez vos calories, votre corps devra chercher d'autres sources d'énergie pour vous soutenir, et la prochaine source viable est les graisses stockées dans votre corps. Des études montrent que les femmes qui font de l'exercice pendant le jeûne perdent plus de calories que celles qui ne le font pas. L'exercice peut aider à stimuler la combustion des graisses pour augmenter le taux de perte de poids.

Mais il y a un piège. Bien que l'exercice pendant le jeûne soit d'une grande aide pour renforcer les effets du jeûne, il y a aussi un danger à cela aussi. Si votre corps brûle les glucides et les graisses comme source d'énergie, la prochaine source disponible sera vos réserves de protéines, les principaux éléments constitutifs de vos muscles. Bien que vous puissiez perdre plus de gras et de calories en faisant de l'exercice, il y a aussi un risque de perdre plus de muscles. Lorsque vous faites de l'exercice l'estomac vide, votre corps finira par commencer à décomposer les protéines stockées dans vos muscles en énergie, ce qui détériorera également vos muscles. De plus, lorsque vous réduisez vos calories quotidiennes, votre corps s'adapte en ralentissant votre métabolisme et en brûlant moins de calories. C'est pour s'assurer que vous ne surconsommez pas votre énergie et que vous ne tombiez pas malade.

Mais, cela ne veut pas dire que vous ne devriez pas faire de l'exercice par peur de ces effets. Il existe de nombreuses façons d'adapter vos exercices à vos besoins en matière de jeûne intermittent.

Comment faire de l'exercice en toute sécurité pendant le jeûne intermittent

Rappelez-vous que l'exercice est un élément très important pour votre santé physique et mentale. Pour certaines femmes qui sont des fans absolues de santé et des mordues absolues d'exercice, il y a toujours une manière sûre sur la façon dont vous pouvez vous exercer tout en coupant en même temps sur votre apport calorique en jeûnant. Voici quelques conseils utiles que vous pouvez suivre pour profiter au maximum de votre entraînement sans avoir à contourner le jeûne intermittent :

1 Gardez vos exercices cardiovasculaires à faible intensité lorsque vous jeûnez.

Lorsque vous faites de l'exercice cardiovasculaire, évitez de faire des exercices extrêmes qui vous feront brûler rapidement de l'énergie. Rappelez-vous que vous diminuez votre apport calorique, ce qui signifie que votre niveau d'énergie ne sera pas aussi élevé que celui de ceux qui ne jeûnent pas. Alors, gardez vos séances d'entraînement cardiovasculaire simples. Ne vous surmenez pas trop quand un bon jogging léger dans le parc suffit. Mesurez votre respiration. Si vous pouvez encore parler normalement en faisant du jogging, c'est bien. Cependant, lorsque vous vous sentez étourdi ou un peu étourdi, alors vous devriez arrêter. Mieux vaut ralentir que se forcer, ce qui ne fera que plus de mal que de bien.

2 N'intensifiez l'exercice que pendant la période d'alimentation ou les jours où vous ne jeûnez pas.

Si vous avez l'intention d'intensifier votre programme d'entraînement, faites-le uniquement pendant les heures ou les jours où vous ne jeûnez pas. Il est même recommandé de planifier vos séances d'entraînement aussi près que possible de votre dernier repas. C'est parce que c'est autour de cette période que vous avez la plus grande quantité de glucides qui sert de carburant pour votre corps. En faisant de l'exercice de cette façon, vous diminuerez également le risque de chute soudaine de votre taux de sucre. Vous pouvez aussi grignoter des collations riches en glucides pour fournir plus de carburant à vos muscles après un exercice intense, car vos muscles bourdonnent encore pour avoir plus d'énergie pendant cette période.

3 Gâtez-vous avec des protéines maigres pour conserver vos muscles.

Rappelez-vous que lorsque votre corps manquera de glucides pour brûler de l'énergie, la prochaine source sera les graisses, et lorsque les graisses ne sont pas suffisantes, les protéines viendront ensuite. Les protéines sont les principaux composants de vos muscles, ce qui signifie que lorsque votre corps brûle les protéines, vos muscles se détériorent lentement. Si vous souhaitez conserver vos muscles tout en brûlant les kilos en trop, vous devez utiliser des protéines maigres. Par conséquent, vous devez planifier vos séances d'entraînement, en particulier celles basées sur la force, entre deux repas riches en protéines. Cela vous assurera d'avoir assez de réserves pour brûler et assez de réserves pour réparer vos muscles.

4 Mangez des collations avant et après une séance d'entraînement.

La plupart des méthodes de jeûne intermittent laissent une marge de manœuvre pour le temps de collation. Assurez-vous d'en profiter pour manger des collations riches en glucides à action rapide et en protéines qui sont d'excellents stabilisateurs de sucre. Une excellente option est un toast de grains entiers garni de beurre d'arachide biologique et d'une tranche de banane sur le côté. Il est important de manger des collations avant et après votre séance d'entraînement pour s'assurer que vous ne manquerez pas de source d'énergie pour brûler pendant votre exercice et pour les réparations après.

Qui a dit qu'on ne peut pas faire de l'exercice à jeun ? C'est tout à fait possible. Tout ce dont vous avez besoin, c'est d'une bonne planification et de vous assurer de planifier vos séances d'entraînement autour de vos repas pour obtenir les meilleurs résultats.

Chapitre 8 : Protéger votre régime

Comment commencer le jeûne intermittent

Pour les débutants, surtout les femmes, le jeûne intermittent peut être très intimidant. C'est à cause des diverses informations qui jonchent l'Internet et des diverses affirmations de succès et d'échecs. Cependant, si vous êtes complètement nouvelle au jeûne intermittent, voici quelques étapes simples que vous pouvez suivre pour commencer votre voyage :

1 Consultez d'abord votre médecin.

Comme c'est la première fois que vous jeûnez de façon intermittente, il est important que vous en parliez d'abord à votre médecin. Demandez conseil sur les méthodes que vous pouvez utiliser pour minimiser les effets possibles sur les hormones de l'heure et sur la façon de rebondir. Vous devez également préciser si vous êtes en assez bonne santé pour jeûner de façon intermittente ou non. Clarifier ces choses vous aidera à décider si vous voulez essayer le jeûne intermittent ou non.

2 Définissez votre objectif.

Une fois que vous recevez le signal de départ pour commencer le jeûne, vous devez définir ensuite le but pour lequel vous voulez jeûner en premier lieu. Vous voulez perdre du poids pour porter cette jolie robe que vous avez vue au centre commercial ? Vous visez à maintenir votre poids actuel ? Voulez-vous améliorer votre santé en général ? Quel que soit l'objectif que vous voulez atteindre, assurez-vous simplement qu'il est suffisant de rester motivée et qu'il n'est pas trop compliqué que vous finissiez par abandonner en cours de route.

3 Gardez les choses simples et faciles.

En tant que débutante, la meilleure approche pour commencer votre jeûne est de garder les choses simples et faciles. Ce n'est pas parce que votre amie fait un jeûne complet de 18 heures que vous devriez en faire autant. Ce qui est important, c'est que vous finissiez vite. Gardez vos aliments aussi sains que possible. Vous n'avez pas non plus à vous lancer dans la cuisine de ces recettes super complexes. Des repas simples et riches en nutriments feront l'affaire.

4 Le temps dépend de vous.

Les horaires indiqués dans tous ces manuels de jeûne intermittent, même ici, ne sont donnés qu'à titre de référence. Ce n'est pas parce qu'il est dit que le dîner devrait avoir lieu à 19 heures, que cela veut dire que vous devriez manger à 19 heures. Vous pouvez planifier vos heures de jeûne et de repas à votre convenance. Ceci s'applique également aux jours. Il n'y a pas de jours spécifiques pour planifier vos repas, ceux mentionnés dans les différentes méthodes ne sont que des guides. Cependant, n'oubliez pas que l'idéal est de pouvoir planifier des heures ou des jours de jeûne pendant les jours où vous êtes si occupée que vous ne gardez pas vraiment un œil sur vos repas.

5 C'est normal de faire des erreurs.

Ne vous forcez pas trop. Il n'y a pas de mal à se tromper sur votre jeûne. Peut-être que ce morceau de beignet glacé avec des paillettes fruitées sur le dessus est beaucoup trop tentant pour résister après un long jeûne. Ce n'est pas grave. Quand vous faites une erreur, n'abandonnez pas. Vous pouvez toujours recommencer.

Assurez-vous juste de ne pas répéter cette erreur une autre fois. Cela vous aidera également si vous gardez les choses simples, de cette façon, vous pouvez minimiser les erreurs puisque les choses ne sont pas si compliquées à continuer de suivre.

Trucs et astuces pour réussir le jeûne intermittent

À la longue, il se peut que vous vous sentiez épuisée et trop fatiguée pour continuer le jeûne. Peut-être que les étapes sont trop compliquées ou que le fait d'avoir faim est tout simplement trop dur et que la tentation de faire des excès alimentaires est tout simplement trop grande. Eh bien, pas de soucis. Voici quelques conseils qui peuvent vous aider à rester sur la bonne voie :

1 Abandonner ? Revoyez votre but.

Chaque fois que vous avez envie d'abandonner parce que les effets sont peut-être lents, ou que la faim est trop grande, revenez à votre objectif. Pourquoi faites-vous un jeûne intermittent en premier lieu ? Êtes vous sûre de vouloir être une mauviette et démissionner ? N'abandonnez pas. Beaucoup de femmes sont prêtes à vous remplacer en ce moment, alors si elles peuvent s'engager suffisamment dans l'action, pourquoi pas vous ?

2 L'eau est votre alliée.

L'eau peut vous aider à vaincre la faim. Pendant votre période de jeûne, buvez beaucoup d'eau. Cela vous aidera à contrôler votre envie de manger. Vous devez être ferme. Chaque fois que vous pensez à manger avant l'heure prévue, buvez plutôt une tasse d'eau.

3 Café ou thé noir.

Si vous pensez que l'eau est trop fade pour combler votre faim, optez plutôt pour le café noir et le thé non sucré. Tous deux contiennent de la caféine qui peut aider à réduire la faim de l'heure. Ce sont aussi des boissons sans calories, vous n'avez donc pas à vous soucier des glucides possibles.

4 Soyez une abeille occupée.

Tenez-vous occupée. Lorsque vous êtes occupée à penser au travail et à d'autres choses, vous ne penserez pas autant à manger. C'est la raison principale pour laquelle il est préférable de planifier vos heures de jeûne pendant vos heures de travail, car vous serez trop occupée pour vous occuper de ce délicieux sac de bagel assis sur le bureau de votre collègue, pas le vôtre, espérons-le.

5 Restez loin de la tentation.

Les tentations sont toujours partout. Vous devez garder le contrôle et rester loin d'elles. Si vous sentez votre mère, votre ami, votre mari, etc. préparer un repas, sortez de la maison et allez courir. Vous ne profiterez pas seulement de l'exercice, mais vous éviterez également l'odeur tentante des aliments cuits. Lorsque vous êtes invitée à manger au restaurant, gardez toujours à l'esprit de commander ce qui est le plus sain.

6 Mangez sagement.

Comme vos repas sont limités, vous devez manger sagement. Au lieu de manger de la malbouffe comme les beignes, la pizza, le riz blanc, etc. ; pour votre prochain repas, mangez des fruits et des légumes, ou de la viande maigre à la place. Choisissez des aliments qui peuvent vous donner la valeur nutritive la plus élevée avec le moins de calories possible. Soyez malin à propos de ce que vous attendez.

7 Réduisez vos attentes.

Puisque vous êtes encore au début de votre voyage de jeûne intermittent, vous devez garder vos attentes basses. Habituellement, les effets significatifs du jeûne intermittent se manifestent environ 2 à 3 semaines après le début du traitement. N'en attendez pas trop, surtout pendant les premières semaines. Trop d'attentes mèneront à de plus grandes déceptions et le fait d'être déçu des résultats est l'un des principaux signes avant-coureurs de l'abandon.

8 Écoutez votre corps.

Soyez toujours attentif à ce que dit votre corps. Si vous pensez que la méthode que vous avez choisie ne fonctionne pas pour vous, alors arrêtez. Vous pouvez essayer une autre méthode. Si vous vous sentez trop épuisée pour continuer, détendez-vous et accordez-vous une pause. Donnez toujours la priorité à votre santé.

Comment rédiger un plan diététique et le suivre

La planification d'un repas qui coïncide avec vos objectifs de jeûne intermittent peut être très difficile, mais pas impossible. En fait, cela peut devenir assez facile une fois que vous avez donné le coup d'envoi. Pour vous aider en chemin, voici quelques conseils utiles sur la

façon dont vous pouvez rédiger votre plan d'alimentation
:

1 Gardez les choses personnelles.

Avant de rédiger votre plan de régime, vous devez d'abord réfléchir sur vous-même. Il est important que vous examiniez vos besoins et vos points de vue sur l'approche globale du jeûne intermittenty afin d'élaborer le meilleur régime alimentaire pour vous. Avant de commencer à rédiger votre plan d'alimentation, identifiez les détails de vos plans, tels que votre point de vue sur l'exercice, l'alimentation, les aliments préférés et autres.

2 Choisissez la bonne méthode.

Décidez de la méthode de jeûne intermittent que vous êtes le plus à l'aise de suivre. En tant que femme, vous devez être plus prudente dans vos choix parce que les effets sont très différents de ceux des hommes lorsque vous choisissez la mauvaise approche. En cas de doute, consultez toujours votre médecin ou adoptez les approches qui modifient le moins votre routine.

3 Fixez une limite calorique.

Bien que le jeûne intermittent ne soit pas vraiment axé sur le nombre spécifique de calories par jour, il est recommandé de contrôler vos calories. Si vous êtes une femme légèrement inactive, un truc que vous pouvez faire pour déterminer les calories quotidiennes dont vous avez besoin est de multiplier votre poids (en livres) par 10. Si vous êtes relativement actif, multipliez par 12. Une fois que vous obtenez votre moyenne de calories par jour, enlevez-en au moins 400 à 500 calories lors de vos jours de jeûne.

4 Consommez des nutriments.

Gardez vos repas aussi sains que possible. Consommez des protéines maigres, des glucides faciles à brûler, des graisses essentielles et des vitamines. Évitez autant que possible les aliments transformés et en conserve et consommez des viandes maigres, des haricots, des noix, des fruits et des légumes, ainsi que d'autres repas sains.

5 Rendez les choses simples et faciles.

Si vous rendez votre plan de régime trop complexe, à la fin, vous finirez par perdre l'intérêt en raison de la complexité du plan. Faites des repas simples. Vous n'avez pas besoin de manger gourmet juste pour obtenir la valeur nutritive maximale. Vous n'avez pas non plus à passer de longues heures à cuisiner. La plupart des femmes ne suivent pas les plans de régime parce que les repas prennent du temps à cuisiner. Si vous ne pouvez pas consacrer plus d'une heure de votre temps à la préparation de vos repas, il est préférable de garder vos repas faciles et simples à préparer. N'oubliez pas de ne jamais sacrifier la qualité.

6 Planifiez les repas à l'avance.

Planifiez vos repas à l'avance. Vous devez préparer vos repas pour le lendemain à l'avance afin de vous assurer que vous ne faites pas de mauvais choix alimentaires. Il est également idéal de pouvoir préparer les repas la veille pour le lendemain. Cela vous évitera de manger de la malbouffe et peut considérablement vous faire gagner du temps.

7 Engagez-vous.

Certaines femmes cessent de suivre leur régime parce qu'elles ont l'impression de ne rien accomplir ou parce qu'elles ne peuvent plus maintenir leur mode de vie. Si vous vous engagez à atteindre vos objectifs dès le premier jour et que vous vous disciplinez jusqu'à la fin, il vous sera alors plus facile de suivre le plan.

Faire face aux obstacles les plus courants en matière d'alimentation

Beaucoup de femmes qui ont commencé à jeûner de façon intermittente finissent par abandonner au milieu de leur progression pour de nombreuses raisons. Il y a ceci et cela. Si elles échouent, ce n'est pas parce qu'elles ne peuvent surmonter ces obstacles, mais parce qu'elles ne sont pas assez sérieuses pour le faire. Voici les huit principaux obstacles alimentaires les plus courants et comment les surmonter :

1 Sorties en famille ou entre amis

Lorsque vos amis ou votre famille vous incitent à sortir et à vous amuser, vous finirez très probablement par manger et boire un peu de malbouffe. Si vous refusez, vos copines pourraient penser que c'est impoli ou votre famille pourrait penser que vous gâchez le plaisir. C'est juste une question de détermination. Si vous vous engagez à respecter vos plans, vous serez en mesure de trouver un moyen de vous en tenir à votre plan sans mettre en péril les moments de plaisir passés avec vos amis et votre famille. Vous pouvez programmer une journée par semaine en famille ou entre amis. Assurez-vous simplement de prévoir une autre journée, habituellement le lendemain, pour brûler par la suite les calories supplémentaires.

2 L'amour de la nourriture

Quand on aime manger, il est assez difficile de se dire d'arrêter. Mais vous devez le faire. Cependant, cela ne signifie pas qu'en jeûnant, vous oubliez complètement votre amour de la nourriture. Vous pouvez toujours manger vos aliments préférés, mais seulement en portions limitées.

3 Manque d'engagement

Certaines femmes abandonnent leur régime parce qu'elles ne peuvent pas s'engager. Certaines femmes n'essaient le jeûne que parce que c'est la tendance. Votre amie le fait, alors vous le faites aussi. Vous ne mettez pas vraiment votre cœur et votre esprit dans votre alimentation, ce qui vous rend susceptible d'abandonner. Si vous voulez faire le jeûne intermittent, alors faites-le parce que vous le voulez et non pas seulement parce que vous le devez.

4 Occasions et événements

Aller à des événements et des occasions est aussi un autre moment où vous ne pouvez pas contrôler ce que vous mangez. Cependant, cela ne signifie pas non plus que vous vous laissez aller. Vous pouvez toujours manger les plats servis, mais assurez-vous simplement de gérer ce que vous mangez et en quelle quantité.

5 Excès de stress

Le stress est un grand précurseur d'un grand nombre de maladies de nos jours. C'est aussi l'une des principales raisons pour lesquelles les gens perdent leur motivation. Apprenez à gérer votre stress. Si vous êtes trop stressé au travail, vos repas ne vous dérangeront pas trop. Parfois, vous finissez par faire une frénésie alimentaire qui n'est pas saine et qui fait dérailler vos progrès. Alors, prenez le temps de vous détendre et de vous soulager de trop de stress. Un jogging dans le parc est un excellent moyen de se changer les idées. Lire un bon livre est aussi un bon choix.

6 Le corps idéal

La plupart des femmes ont une idée préconçue de ce à quoi devrait ressembler le corps idéal des femmes. Cet état d'esprit influe beaucoup sur la façon dont les femmes décident de la façon dont elles doivent procéder avec leur régime alimentaire. Rappelez-vous que chaque personne est unique. Être sexy n'est qu'un terme relatif.

Rappelez-vous qu'à notre époque, être en bonne santé est bien mieux qu'être sexy.

7 Des finances limitées

L'argent peut également être un grand facteur quand il s'agit de suivre un régime. Un jour, on ne peut plus suivre ces recettes saines parce que les ingrédients sont trop chers. Ce n'est pas obligatoire. L'argent ne doit pas être un problème quand il s'agit de suivre un régime. En fait, suivre un régime devrait vous aider à améliorer votre situation financière puisque vous réduisez votre consommation alimentaire. Si vous ne pouvez pas acheter les ingrédients, cultivez-les vous-même. Avoir un mini jardin ne vous aide pas seulement à minimiser les dépenses, il peut aussi vous aider à vous détendre.

8 Manque de temps

Certaines femmes qui suivent un régime de jeûne intermittent ont de la difficulté à suivre un régime parce qu'elles manquent de temps. Eh bien, le manque de temps n'est pas le problème ici. C'est comme ça qu'on gère son temps. Si vous pouvez bien planifier vos repas, bien chronométrer vos heures de jeûne, vous n'aurez pas à faire face à des problèmes de gestion du temps. Modifiez votre plan jusqu'à ce que vous trouviez un horaire approprié que vous puissiez facilement adapter et suivre.

Conclusion

En tant que femme, il y a beaucoup de régimes à la mode qui ne servent qu'à s'encombrer. Ces régimes à la mode prétendent faire ceci, faire cela, seulement pour aller vite. Le jeûne intermittent n'est pas comme ça. Le jeûne intermittent est soutenu par des années d'études et de recherches scientifiques pour pouvoir prétendre aux bienfaits qu'il offre. Si vous jeûnez de façon intermittente, vous avez une chance d'améliorer votre santé et votre vie.

Que votre objectif soit de perdre du poids, de maintenir une peau plus saine, de diminuer le risque de développer des maladies, ou autre chose, le jeûne intermittent peut vous y mener. Ce livre vous servira de tremplin pour commencer ce voyage. Puissent les choses que vous avez apprises dans ce livre vous servir de guide pour commencer votre quête en tant que débutante du jeûne intermittent.

À propos du co-auteur

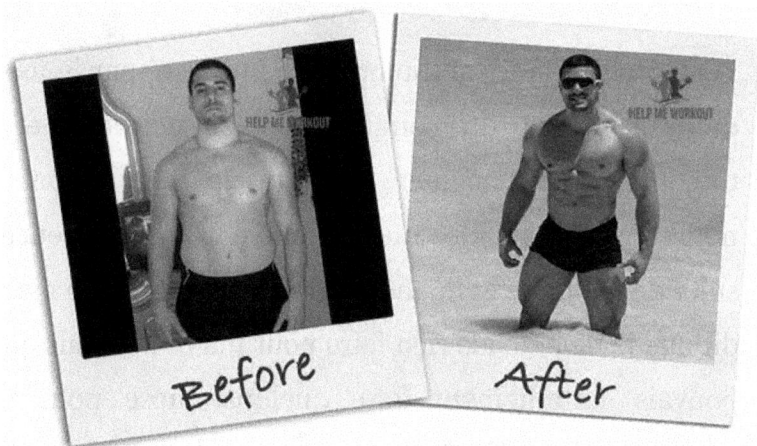

Before   After

Je m'appelle George Kaplo ; je suis un entraîneur personnel certifié de Montréal, Canada. Je vais commencer par dire que je ne suis pas le plus grand gars que vous ayez jamais rencontré, et cela n'a jamais vraiment été mon objectif. En fait, j'ai commencé à m'entraîner quand j'étais plus jeune pour surmonter ma plus grande insécurité, qui était ma confiance en moi. C'était dû à ma taille mesurant seulement 5 pieds 5 pouces (168cm), ce qui m'a découragé de tenter tout ce que j'ai jamais voulu réaliser dans la vie. Il se peut que vous ayez des difficultés en ce moment, ou que vous vouliez simplement vous remettre en forme, et je peux certainement vous comprendre.

Personnellement, j'ai toujours été intéressé par le monde de la santé et du conditionnement physique et j'ai toujours voulu gagner du muscle en raison des nombreuses brimades que j'ai subies à l'adolescence au sujet de ma taille et de mon surpoids corporel. Je me suis dit que je ne pouvais rien faire pour ma taille, mais que je pouvais certainement faire quelque chose pour mon corps. C'était le début de mon voyage de transformation. Je ne savais pas par où commencer, mais je me suis lancé. Je me sentais inquiet et j'avais parfois peur que d'autres personnes se moquent de moi parce que je faisais les exercices de la mauvaise façon. J'aurais toujours aimé avoir à côté de moi un ami qui soit assez bien informé pour m'aider à démarrer et à "me montrer les ficelles du métier".

Après beaucoup de travail, d'études et d'innombrables essais et erreurs. Certaines personnes ont commencé à remarquer que je devenais de plus en plus en forme et que je commençais à m'intéresser de plus en plus à ce sujet. Cela a amené beaucoup d'amis et de nouveaux visages à venir me voir et à me demander des conseils en matière de mise en forme. Au début, ça m'a paru bizarre que les gens me demandent de les aider à se remettre en forme. Mais ce qui m'a fait avancer, c'est quand ils ont commencé à voir des changements dans leur propre corps et m'ont dit que c'était la première fois qu'ils voyaient de vrais résultats ! À partir de là, de plus en plus de gens venaient me voir, et cela m'a fait réaliser après tant de lectures et d'études dans ce domaine, que cela m'a aidé, mais cela m'a aussi permis d'aider les autres. Je suis maintenant un entraîneur personnel entièrement certifié et j'ai formé à ce jour de nombreux clients qui ont obtenu des résultats étonnants.

Aujourd'hui, mon frère Alex Kaplo (également entraîneur personnel certifié) et moi-même possédons et exploitons cette entreprise d'édition, où nous amenons des auteurs passionnés et experts à écrire sur des sujets de santé et de conditionnement physique. Nous avons aussi un site de fitness en ligne "HelpMeWorkout.com" et j'aimerais vous inviter à vous connecter en vous invitant à visiter le site sur la page suivante et en vous inscrivant à notre bulletin électronique (vous recevrez même un livre gratuit).

Enfin, si vous êtes dans la situation dans laquelle j'ai été une fois et que vous avez besoin de conseils, n'hésitez pas à demander... Je serai là pour vous aider.

Votre ami et entraîneur,

George Kaplo

Entraîneur personnel certifié

Obtenir un autre livre gratuitement

Je veux vous remercier d'avoir acheté ce livre et vous offrir un autre livre (aussi long et précieux que ce livre), "Health & Fitness Mistakes You Don't Know You're Making", entièrement gratuit.

Visitez le lien ci-dessous pour vous inscrire et le recevoir :
www.hmwpublishing.com/gift

Dans ce livre, je vais exposer les erreurs les plus courantes en matière de santé et de forme physique, que vous êtes probablement en train de commettre en ce moment, et je vais vous révéler comment vous pouvez facilement obtenir la meilleure forme de votre vie !

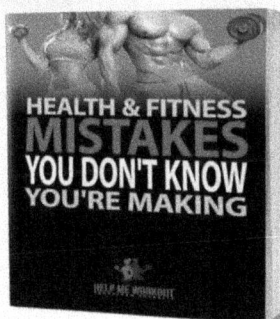

clarification seulement et sont la propriété de leurs propriétaires respectifs, qui ne sont pas affiliés au présent document.

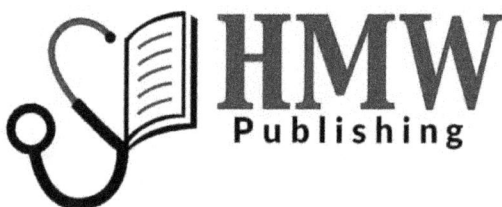

Pour plus de livres intéressants, visitez le site :

HMWPublishing.com

www.ingramcontent.com/pod-product-compliance
Lightning Source LLC
Chambersburg PA
CBHW050726030426
42336CB00012B/1425